Prof. Dr. med. Achim Georg Josef Chrubasik
Dr. Julia Elodie Vlachojannis
Phytotherapie

Prof. Dr. med. Achim Georg Josef Chrubasik 17.3.1952 geboren.
1979 Approbation, 1980 Promotion. 1987 Habilitation in Zürich (Universitätsspital). Während des Studiums mehrere Asienaufenthalte und Einarbeitung in die asiatische Medizin.
Zusatztitel: Naturheilverfahren, Qualitätsmanagement, Spezielle Schmerztherapie.
Facharzt für Anästhesie und ausbildungsberechtigter Arzt für Anästhesie und Naturheilverfahren. Daneben seit 1976 internationale Vorlesungs- und Lehrtätigkeit bis heute in England, Australien, Neuseeland, China, Korea, Japan, Frankreich, Deutschland, Chile, Schweden, Dänemark, Polen, USA, Kanada, Spanien, Italien u.a. und Forschungstätigkeit in diesen Ländern.
Arbeitsberechtigungen als Arzt in Deutschland, Schweiz, Frankreich, England, China, Japan, USA, Kanada und Australien.
Über 200 Publikationen, z.B.: The Lancet, Anesthesiology, Anesthesia & Analgesia u.a.
Über 13 Bücher, meist englischsprachig. Preisträger vieler internationaler wissenschaftlicher Gesellschaften z.B. Australische und Koreanische Forschungspreise, Deutscher Internistenpreis: Paul Martini Preisträger u.v.m.
Mitarbeiter in vielen internationalen Fachgesellschaften und medizinischen Zeitschriften.

MSc. Dr. Julia Elodie Vlachojannis 7.10.1980 geboren.
2003 Zusatzqualifikation Ohrakupunktur. 2005 Approbation in der Zahnmedizin an der Johann Wolfgang Goethe Universität, Frankfurt. 2006 – 2009 US-Facharzt Spezialisierung in der Kieferorthopädie (MSc) an der Columbia University, NYC.
2008 Kieferorthopädin bei Leifert Orthodontics, 30 5th Avenue, New York. 2010 US Zusatzqualifikation: Diplomate of the American Board of Orthodontics. 2010 Deutscher und Griechischer Facharzt für Kieferorthopädie.
Seit 2009 selbstständig in zwei Praxen in Athen, Griechenland. Zahlreiche Publikationen in der Medizin/Zahnmedizin. Fachgebiet beinhaltet unsichtbare kieferorthopädische Behandlungen (Invisalign oder linguale Zahnspange), Frühbehandlung, Behandlung ohne Extraktion von Zähnen durch Einsatz des Top Jet Distalizers und Internationale Medizinische Heilpflanzenforschung.

Prof. Dr. med. J. Chrubasik (FMH)
Schmerztherapie Anästhesie
Kon. Nr. Z119912 Tel. 0788517357
Bachlettenstr. 21
4054 Basel (BS) am Zoo

© **2016** Warnhinweis
HAFTUNGSAUSSCHLUSS

Wir haben uns nach bestem Wissen und Gewissen bemüht, diese Informationen zusammenzustellen. Sie sind für Mediziner, interessierte Laien und zur Fortbildung gedacht und keinesfalls als Diagnose- oder Therapieanweisungen zu verstehen. Wir übernehmen keine Haftung bei unsachgemäßer Handhabung oder für Schäden irgendeiner Art, die direkt oder indirekt aus der Verwendung der Angaben entstehen.
Der Inhalt unseres Buches kann nicht den Besuch bei Ihrem Arzt oder Ihrer Ärztin ersetzen. Nehmen Sie deshalb bei ernsthaften oder unklaren Beschwerden immer ärztlichen Rat in Anspruch!
Vor allem wenn man Medikamente nimmt, sollte man den Arzt fragen, ob sich das gewünschte Heilkraut mit den Medikamenten verträgt.
Das Angebot dient ausschließlich Ihrer Information und ersetzt in keinem Fall eine persönliche Beratung, Untersuchung oder Diagnose durch einen approbierten Arzt. Die zur Verfügung gestellten Inhalte können und dürfen nicht zur Erstellung eigenständiger Diagnosen und/oder einer Eigenmedikation verwendet werden.
Die zur Verfügung gestellten Inhalte sind sorgfältig erarbeitet, die Texte wurden von Experten erstellt. Die Kenntnisse in der Medizin unterliegen aber einem ständigen Wandel durch die wissenschaftliche Forschung. Wir übernehmen deshalb keine Gewährleistung für die Vollständigkeit und Aktualität sämtlicher Inhalte im Buch. Wir übernehmen in jedem Fall weder eine Haftung für Ungenauigkeiten, Fehler, noch für fehlende oder nicht aktuelle Informationen, noch für hieraus entstehende Schäden. Insbesondere übernehmen wir keine Haftung für Ereignisse, auf die wir keinen Einfluss haben (höhere Gewalt).
Wir weisen darauf hin, dass sich die Informationen nur auf Heilmittel beziehen, die in der Schweiz zugelassen sind. Indikationen und Wirkstoffe sowie Wirkstoffzusammensetzungen können außerhalb der Schweiz abweichen
Die auf der letzten Seite vorgestellten phytotherapeutischen Heilmittel stellen keine Empfehlung für deren Kauf bzw. Anwendung dar. Verlässliche Entscheidungsgrundlage kann nur die entsprechende Diagnose durch einen Arzt oder eine Ärztin sein. Das Heilkräuterbuch soll dem Leser dabei helfen, die schwierige Materie besser zu verstehen.

Herausgegeben von:
Achim Georg Josef Chrubasik
Julia Elodie Vlachojannis

Phytotherapie

Ausgesuchte medizinisch geprüfte Heilpflanzen

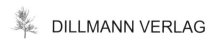 DILLMANN VERLAG

CIP-Kurztitelaufnahme der Deutschen Bibliothek

Chrubasik, Achim Georg Josef
Phytotherapie /**Vlachojannis, Julia**
- Schwieberdingen: Dillmann Verlag 2016.
   ISBN 978-3-926838-15-5
NE: Chrubasik, Achim:

Anschrift der Verfasser:

Prof. Dr. med. Achim Georg Josef Chrubasik
Dr. Julia Vlachojannis
Parkresidenz
Industriestrasse 16
CH 6300 Zug

ISBN 978-3-926838-15-5
1. Auflage
© Dillmann Verlag, Schwieberdingen 2016
Jeder Nachdruck, jede Wiedergabe, Vervielfältigung und Verbreitung, auch von Teilen des Werkes oder von Abbildungen, jede Abschrift, auch auf fotomechanischem Weg oder durch Aufzeichnungen, in Vortrag, Funk, Fernsehen, Datenübertragung sowie Speicherung auf beliebigen Speichermedien, bedarf der ausdrücklichen Genehmigung des Verlags.

Herstellung und Umschlaggestaltung: Dillmann Verlag, Schwieberdingen
Umschlagmotiv: Hagebutte: Foto Dr. Max Becke.
                  Mit freundlicher Genehmigung von Dr. Becke
                  Äskulp-Natter © ars mundi (Artikel-Nr. 259099)
                  Mit freundlicher Genehmigung von ars mundi

Fotos: PlantaPro (www.plantapro.de)
Printed in Germany 2016. Satz: Dillmann Verlag. Druck: Offizin Scheufele, Stuttgart.

Inhaltsverzeichnis

Warnhinweis	2
Einleitung	9
Ackerquecke	11
Ackerwinde	12
Alant	13
Aloe	14
Ananas	15
Andorn, schwarzer	16
Andorn, weißer	17
Angosturabaum	18
Anis	19
Apfelbaum	20
Arnika	21
Artischocke	22
Bärentraube	23
Baldrian	24
Barosmapflanze	25
Basilikum	26
Becherstrauch, dorniger	27
Beinwell	28
Berberitze	29
Besenginster	30
Betelnusspalme	31
Bibernelle, große	32
Bilsenkraut	33
Birke	34
Bitterklee	35
Bittersüß	36
Blasentang	37
Blutwurz	38
Bockshornklee	39
Bohne	40
Brechnussbaum	41
Brechwurzel	42
Brennnessel, große	43
Bruchkraut, kahles	44
Brunnenkresse	45
Dill	46
Drachenblutbaum	47
Eberesche	48
Efeu, gemeiner	49
Ehrenpreis	50
Eibisch	51
Eiche	52
Eierpflanze	53
Eisenkraut	54
Engelwurz	55
Enzian, gelber	56
Esche	57
Eukalyptus	58
Faulbaum	59
Feigenbaum	60
Fenchel	61
Fingerhut	62
Flohwegerich	63
Frauenmantel	64
Frühlingsadonisröschen	65
Galgant, großer	66
Gänsefingerkraut	67
Gelbwurzel, javanische	68
Gewürzsumach	69
Ginkgobaum	70
Ginseng	71
Ginster	72
Goldrute	73
Grindelia	74
Hagebutte	75
Hamamelis	76
Hauhechel	77
Heidelbeere	78
Herbstzeitlose	79
Herzgespann	80
Hirtentäschel	81
Holunder	82
Hopfen	83
Huflattich	84
Hunteria	85
Immergrün	86
Irländisches Moos	87
Isländisches Moos	88
Jasmin, gelber	89
Johannisbeere, schwarze	90
Johanniskraut	91
Kalmus	92
Kamille	93
Kapuzinerkresse	94
Karotte	95
Kartoffel	96
Kastanie, echte	97

Katzengamander	98
KavaKava	99
Khellakraut	100
Kiefer	101
Klatschmohn	102
Knoblauch	103
Kolabaum	104
Koloquinte	105
Kondurango	106
Königskerze	107
Koriander	108
Krapp	109
Kreuzblume, bittere	110
Krokus	111
Küchenschelle	112
Kümmel	113
Lavendel	114
Leberblümchen	115
Lein	116
Liebstöckel	117
Linde	118
Lobelie	119
Löwenzahn	120
Lungenkraut	121
Mädesüß	122
Maiglöckchen	123
Malve	124
Mariendistel	125
Meerrettich	126
Meerträubchen	127
Meerzwiebel, weiße	128
Meisterwurz	129
Melisse	130
Mistel	131
Mönchspfeffer	132
Myrte, echte	133
Nieswurz, weiße	134
Odermennig	135
Oleander	136
Orthosiphon	137
Osterluzei	138
Pappel	139
Paprika	140
Passionsblume	142
Pestwurz, gemeine	143
Petersilie	144
Pfefferminze	145

Podophyllum	146
Porst	147
Potenzbaum	148
Quebracho, weißer	149
Quittenbaum	150
Rainfarn	151
Raute	152
Rauwolfia	153
Rettich	154
Rhabarber	155
Ringelblume	156
Rizinus	157
Rosmarin	158
Rosskastanie	159
Rübe, rote	160
Salbei	161
Salepknabenkraut	162
Sandriedgras	163
Sanikel	164
Schachtelhalm	165
Schafgarbe	166
Schlüsselblume	167
Schöllkraut	168
Seifenkraut, gemeines	169
Sellerie	170
Sennapflanze	171
Sonnenblume	172
Sonnenhut	173
Sonnentau	174
Spargel	175
Spinat	176
Spitzwegerich	177
Stechapfel	178
Steinklee, echter	179
Stiefmütterchen	180
Strohblume	181
Sturmhut	182
Süßholz	183
Tamarindenbaum	184
Taubnessel, weiße	185
Tausendgüldenkraut, echtes	186
Teufelsabbiss	187
Teufelsbaum	188
Teufelskralle	189
Thymian	190
Tollkirsche	191
Tüpfelfarn	192

Uzara	193
Veilchen	194
Wacholder	195
Waldmeister	196
Walnussbaum	197
Wasserfenchel	198
Wasserhanf	199
Weide	200
Weissdorn	201
Wermut	202
Wintergrün, doldiges	203
Wintergrün	204
Wurmfarn	205
Yohimbe	206
Ysop	207
Zimt	208
Zitwerbeifuß	209
Zypresse	210

Phytotherapeutika
(Pflanzliche Arzneimittel)

I. bei
Ödemen
(Schwellung – Lymph-Ansammlung)
Nephropathien (Nierenerkrankungen)
Hypertonie (Bluthochdruck)
Hyperurikämie
(Erhöhung des Harnsäurespiegels)
Zystitis (Blasenentzündung)
Pyelonephritis
(Nierenbeckenentzündung) 211

II. bei
Kardiopathien (Herzkrankheiten
unterschiedlicher Ursache)
Durchblutungsstörungen
venösen Stauungen 212

III. bei
Schmerzen
rheumatischen Erkrankungen 212

IV. bei
Gastroenteropathien 213
(Magen- und Darmleiden)

V. bei
Cholangio-/Cholezystopathie
(Erkrankung der Gallengänge
/Reizgallenblase)
Hepatopathie (Leberstörung)
Pankreopathie (entzündliche
Bauchspeicheldrüsenerkrankung)
Adipositas (Fettleibigkeit)
Diabetes mellitus (Zuckerkrankheit)
Hyperlipidämie
(vermehrter Fettgehalt im Blut)
Wurmerkrankungen 215

VI. bei
bakteriellen und viralen Infektionen
entzündlichen Erkrankungen
Abwehrschwäche in der
Rekonvaleszenz 216

VII. bei
Erkrankungen der Atemorgane 217

VIII. bei
vegetativer Dystonie (Störung des
Nervensystems)
Kreislaufkollaps (Ohnmacht)
nervösen Störungen
Nervenleiden 218

IX. bei
geriatrischen Beschwerden
(Altersbeschwerden)
Neoplasmen
(Gewebewucherungen)
Kachexie (krankhaftem Gewichtsverlust)
Anämie (Blutarmut)
Anorexie (Appetitlosigkeit) 219

X.
in der Gynäkologie 220

XI. bei
Hautleiden
Hyperhidrosis (übermäßig
starkes Schwitzen)
Impotenz (Erektionsstörung) 220

Lateinisch-deutsches
Namensverzeichnis 221
Literaturverzeichnis 223

Einleitung

Zur Herstellung von Arzneizubereitungen werden getrocknete Pflanzenteile (pflanzliche Drogen) verwendet:

Bulbus	-	Zwiebel	Herba	-	Kraut
Radix	-	Wurzel	Lignum	-	Holz
Rhizoma	-	Wurzelstock	Flores	-	Blüten
Tubera	-	Knollen	Fructus	-	Früchte
Cortex	-	Rinde	Pericarpium	-	Fruchtwand
Folia	-	Blätter	Semen	-	Samen

Der Wirkstoffgehalt der Drogen ist von verschiedenen Faktoren abhängig:

- vom Klima
- vom Boden
- vom Standort
- vom Erntezeitpunkt.

Im Allgemeinen gelten folgende Erntetermine:
für Wurzeln und Rhizome: Spätherbst bis zeitiges Frühjahr
für die Rinde: das Frühjahr
für Blätter und Kraut: die Blütezeit (kurz vor oder während)
für die Blüten: die Blütezeit kurz nach dem Aufblühen
für Früchte und Samen: die Zeit der Vollreife.

Die geernteten Pflanzenteile werden durch spezielle Reinigungs-, Trocknungs- und eventuell durch Stabilisierungsverfahren zur Rohdroge aufbereitet.
Zur Wirkstoffanreicherung lassen sich aus den Drogen Extrakte, Urtinkturen, Infuse, Press-Säfte, Dekokte (Tees), Destillate, Pulver u. a. zubereiten. Wichtig ist die Temperatur der Zubereitung, bei über 80 Grad können Wirkstoffe verloren gehen!
Im Deutschen Arzneibuch (DAB) sind die Prüfvorschriften bezüglich Identität, Reinheit, Wirkstoffgehalt bzw. biologischem Wirkwert der sogenannten offizinellen Drogen und ihrer isolierten Reinstoffe gesetzlich festgelegt.
Offizinelle Drogen dürfen daher erst nach Erfüllung dieser Prüfvorschriften vertrieben werden. Dies gilt nicht für die sogenannten inoffizinellen Drogen, deren Inhaltsstoffe meist noch ungenügend bekannt sind oder deren pharmakologische Wirkungen nicht überprüft oder nur gering sind.
Das Buch soll Studierenden und Ärzten helfen, die interne Applikation pflanzlicher Drogen zu erleichtern: bei funktionellen Störungen und bestimmten Krankheitsbildern, bei schweren Erkrankungen allenfalls additiv. Dabei wird auf die Behandlung von Kindern mit pflanzlichen Drogen nicht eingegangen.
Wegen der Vielfalt an Möglichkeiten, die Drogen galenisch aufzubereiten, wird meist nur ein Anwendungsbeispiel gegeben.
Verdauungsstörungen verschiedener Genese werden in der Folge unter dem Überbegriff Dyspepsie zusammengefasst. Die Indikationsliste am Schluss ist unvollständig und soll lediglich den Einstieg in die Behandlung mit den Pflanzenwirkstoffen erleichtern.

Ackerquecke
Agropyron repens

20 bis 150 cm hohe, blassgrün oder rötlich-violett blühende Pflanze, die in Europa und Nordamerika als lästiges Ackerunkraut vorkommt.

Indikationen
Hypertonie
(Bluthochdruck)
Zystitis
(Blasenentzündung)
Bronchitis
(Entzündung der größeren verzweigten
Atemwege – der Bronchien)
Enteritis
(Entzündung des Dünndarms)

gesicherte Wirkungen
blutdrucksenkende
gering diuretische
(die Harnausscheidung
gering verstärkende)
reizmildernde

mögliche Wirkungen
cholagoge
(gallentreibende)
antipyretische
(fiebersenkende)
abführende
antibiotische
(Bakterien abtötende)

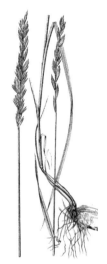

Droge: die Wurzel
Inhaltsstoffe: 0,05% äther. Öl, hauptsächlich Agropyren; bis 7% Triticin; bis 3% Inosit und Mannit; 11% Schleim; 1,5% fettes Öl; Äpfelsäure; ß-Alanin; ein Saponin; Vanillinglucosid; etwa 11 % eines gummiartigen, stickstoffhaltigen Stoffes; Vitamin A, B; Kieselsäure; Eisen u.a.
Anwendungsbeispiel: 3 x 4 Tropfen Urtinktur in Wasser pro Tag

Addendum: Ca. 1/2 Stunde nach i.m.- oder s.c.-Applikation kommt es zu einem Blutdruckabfall (maximaler Effekt nach ca. 2 Stunden). Danach langsames Wiederansteigen des Blutdrucks

Ackerwinde
Convolvulus arvensis

20 bis 100 cm lange, niederliegende oder sich windende, weißlich blühende Pflanze, die außer in tropischen Gebieten und in Australien ubiquitär verbreitet ist.

Indikationen
Obstipation
(Verstopfung, Darmträgheit)
abdominelle Schmerzen
(Bauchschmerzen)

gesicherte Wirkungen
abführende
spasmolytische
(krampflösende)
blutdrucksenkende

mögliche Wirkung
cholagoge
(gallentreibende)
keimhemmende

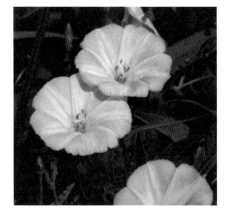

Droge: das Kraut
Inhaltsstoffe: etwa 10% gummiartige, harzige Stoffe mit dem Glykosid Jalapin; 6% Gerbstoffe; Glykoretine; blutgerinnende Stoffe; Querzetin; Kampferöl; Kaffeesäure; ß-Methylaesculetin u.a.
Anwendungsbeispiel: 2 x 4 Tropfen Urtinktur in Wasser pro Tag

Addendum: Die abführende Wirkung ist von der Intaktheit der Harzmoleküle abhängig.
Die spasmolytische Wirkung wird durch einen papaverinähnlichen Wirkungsmechanismus hervorgerufen.
Die äußerliche Anwendung zu Wundpackungen ist beschrieben.

Alant
Inula helenium

80 bis 150 cm hohe, gelbblühende Pflanze, die in warmgemäßigten Klimazonen ubiquitär als Heilpflanze kultiviert wird.

Indikationen
Bronchitis/Asthma bronchiale
(Entzündung der Atemwege/ chronische Entzündung der Atemwege)
bei Lungentuberkulose als Adjuvans
(verstärkender Hilfsstoff)
Zystitis
(Blasenentzündung)
Wurmerkrankungen

gesicherte Wirkungen
auswurffördernde
antibiotische
(Bakterien abtötende)
reizmildernde
diuretische
(die Harnausscheidung verstärkend)
antihelmintische
(wurmabtötende)

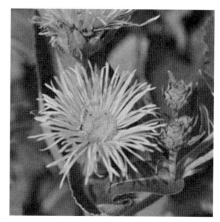

mögliche Wirkungen
choleretische (den Gallenfluss fördernde)
tonisierende (die Spannkraft hebende/ muskelanspannende)
antikanzerogene (das Krebsrisiko senkende)

Droge: der Wurzelstock
Inhaltsstoffe: bis 3% äther. Öl, hauptsächlich Alantolacton, Alantolsäure, Alantol, Azulen; bis 44% Inulin; Pseudoinulin; Inulenin; Helianthenin; Harze; Pektine; Phytomelane; Friedelin; Dammaradienol; Stigmasterin; Gamma-, ß-Sitosterin u.a.
Anwendungsbeispiel: Bis dreimal täglich 1-2 g geschnittene Droge pro 150 ml als Aufguss (10 Minuten ziehen lassen) oder als Urtinktur

Addendum: Die antibiotische Wirkung der Droge beruht auf dem Alantolactonbestandteil, die antihelmintische auf dem Bestandteil Helenin.
In hohen Dosen wirkt die Droge auswurfhemmend.
Aufgrund des hohen Inulingehaltes wird die Droge zur Herstellung von Diabetikernahrungsmitteln verwendet.

Aloe
etwa 250 Arten

Krautige, strauch- oder baumartige (bis 18 m hohe) Gewächse mit meist sukkulenten Blättern, die in Afrika heimisch sind. Kulturen auch in Indien, Westindien und Mittelamerika.

Indikation
Obstipation
(Verstopfung, Darmträgheit)

gesicherte Wirkungen
abführende
antibiotische
(Bakterien abtötende)

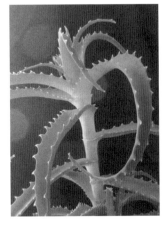

Droge: Succus Aloe inspissatus, der eingedickte Saft der Blätter einiger Aloe-Arten
Inhaltsstoffe: mindestens 18% Anthracenderivate, hauptsächlich Aloin; bis 20% Harz; äther. Öl; Aleosol; hormonähnlicher Stoff; Schleim u.a.
Anwendungsbeispiel: Einzeldosis am Abend 0,05 – 0,2g pulverisierte Droge mit 10-40 mg Hydroxyanthracen-Derivativen. Nicht länger als 2 Wochen oder als Urtinktur

Addendum: Die laxierende Wirkung setzt ca. 8 bis 10 Stunden nach der Applikation ein. Je nach Dosierung lässt sich eine milde oder starke Dickdarmwirkung erzielen. Die Wirkungsintensität liegt zwischen der von Senna und Cascara sagrada.
Hohe Dosen führen zur Darmatonie, deshalb - wenn notwendig - mehrmals geringe Dosen pro Tag. Bei häufiger Anwendung Tachyphylaxie! (Herzrasen)
Kontraindikationen sind Gravidität, Menstruation, Kolitis, Hämorrhoiden, Prostatitis und Nephritis.
Die äußerliche Anwendung bei Dermatosen und schlecht heilenden Wunden ist beschrieben.

Ananas
Ananas comosus

Kaktusähnliche Pflanze mit kurzem Stamm, deren Einzelblüten zu einer großen Scheinfrucht verwachsen. Vorkommen in tropischen und subtropischen Klimazonen.

Indikationen
Dyspepsie
(Reizmagen/Verdauungsbeschwerden wie: Magenschmerzen/Völlegefühl)
Wurmerkrankungen

gesicherte Wirkungen
proteolytische
(den Abbau von Eiweiß betreffende)
antihelmintische
(wurmabtötende)

mögliche Wirkung
diaphoretische
(schweißtreibende)

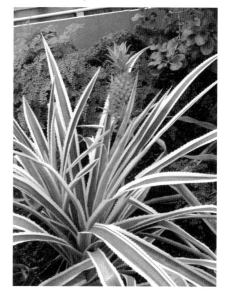

Droge: die frische Scheinfrucht
Inhaltsstoffe: bis 100 mg% Vitamin C; Bromelin; Zitronensäure; Vanillin; Invertzucker; Saccharose; Valeriansäure; Isokapronsäure; äther. Öl u.a.
Anwendungsbeispiel: 200 ml frisch gepressten Saft pro Tag oder als Urtinktur aus den Ananasblättern

Addendum: Bei Verdauungsbeschwerden kann auch das isolierte Bromelin eingesetzt werden. Die enzymatische Aktivität von Bromelin (Bromelain) entspricht etwa der des Papains, dem Enzym der Papayafrucht. In größeren Mengen besitzt die Frucht eine abführende und diuretische Wirkung.
Über eine erfolgreiche Behandlung postoperativer Ödeme und ödematöser Entzündungen mit dem isolierten Bromelin wurde berichtet.
In den Blättern der Ananaspflanze finden sich Steroide mit östrogener Wirkung.

Schwarzer Andorn
Ballota nigra

30 bis 85 cm hohe, rot oder violett blühende, unangenehm riechende Pflanze, die ubiquitär in warmgemäßigten Klimazonen vorkommt.

Indikationen
Erregungszustände
Neurasthenie
(Nervenschwäche)
Dyssomnie
(Schlafstörung)
abdominelle Schmerzen
(Bauchschmerzen)

gesicherte Wirkungen
sedierende
(beruhigende)
spasmolytische
(krampflösende)
choleretische
(den Gallenfluss fördernde)

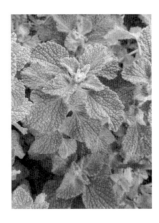

mögliche Wirkungen
vermifuge (bei Ascariden)
(gegen Spulwürmer)

Droge: das Kraut
Inhaltsstoffe: äther. Öl; geringe Mengen Marrubiin; Gerbstoffe; Kaffeesäure; Cholin u.a.
Anwendungsbeispiel: Einzeldosis: 2-4 g als Aufguss oder als Urtinktur

Addendum: Nach Applikation höherer Dosen wurden Blutdruckabfall und Bradykardie beobachtet.
Tierexperimentell ließ sich nach parenteraler Applikation von 5 g eine Verdreifachung der Gallensaftproduktion nachweisen.

Weißer Andorn
Marrubium vulgare

30 bis 80 cm hohe, weißlich blühende, angenehm riechende Pflanze, die ubiquitär in warmgemäßigten Klimazonen vorkommt.

Indikationen
Bronchitis/Asthma bronchiale
(Entzündung der Atemwege/
chronische Entzündung der Atemwege)
Hepatopathie
(Unbestimmte Leberstörung)
Cholangio-/Cholezystopathie
(Erkrankung der Gallengänge/Reizgallenblase)
Dyspepsie
(Reizmagen/Verdauungsbeschwerden
wie: Magenschmerzen/Völlegefühl)

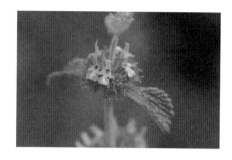

gesicherte Wirkungen
auswurffördernde
choleretische
(den Gallenfluss fördernde)

mögliche Wirkungen
adstringierende (zusammenziehende)
emmenagoge (die Monatsblutung anregende)
diuretische (die Harnausscheidung verstärkend)
vermifuge (gegen Würmer)

Droge: das Kraut
Inhaltsstoffe: bis 1% Marrubiin; Marrubenol; Gerbstoffe; äther. Öl; ß-Sitosterin; Cholin; Betonicin; Stachydrin; Flavonoide; Tannin-, Gallus-, Ursolsäure; Pektine; Harze; Wachs; Schleimstoffe; Eisen- und Kaliumsalze u.a.
Anwendungsbeispiel: Bei akuten Exazerbationen alle 30 bis 60 Minuten 5 Tropfen Urtinktur in Wasser einnehmen (maximal 40 Tropfen pro Tag)

Addendum: Die expektorierende Wirkung beruht auf dem Bestandteil Marrubiin. Die choleretische Wirkung wird in erster Linie durch die Marrubiinsäure hervorgerufen. Die Droge besitzt keine emetische Wirkung. Nach Applikation höherer Dosen wurden Blutdruckabfall und Bradykardie beobachtet, gefolgt von reaktivem Blutdruckanstieg und Herzrhythmusstörungen. **Hohe Dosen** rufen eine direkte **toxische Herzmuskelschädigung** hervor.
Die äußerliche Anwendung bei Wunden und Hautleiden ist beschrieben.

Angosturabaum
Cusparia officinalis

Etwa 5 m hoher, unangenehm riechender Baum, der im tropischen Südamerika heimisch ist.

Indikationen
Dyspepsie
(Reizmagen/Verdauungsbeschwerden wie: Magenschmerzen/Völlegefühl)
Anorexie
(Appetitlosigkeit)
Kachexie
(krankhafter Gewichtsverlust)

gesicherte Wirkungen
magensaftanregende
appetitanregende
atemanregende

mögliche Wirkungen
adstringierende
(zusammenziehende)
antipyretische
(fiebersenkende)

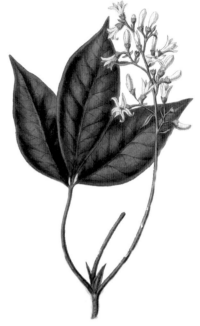

Droge: die Rinde der Zweige
Inhaltsstoffe: bis 1,9% äther. Öl mit Galipol, Cadinen und Galipen; Cusparin; Galipin; Galipolin; Cusparein; Galipoidin; Cusparidin; ein Isomeres des Yohimbin; Chinolin, Chinolinderivate; Angosturin (Bitterstoff); Vitamin B1 u.a.
Anwendungsbeispiel: Täglich 2x3 Tropfen Urtinktur in Wasser

Addendum: Die Verbesserung der Lungenventilation äußert sich in einem Anstieg der Atemfrequenz und der Tiefe der Atemzüge. Dadurch wird der Gesamt-CO_2- Gehalt im Blut herabgesetzt, jedoch ohne Anstieg des pH-Wertes. Die Dauer dieser Respirationshyperaktivität ist nur kurz, kann aber durch Injektion höherer Dosen verlängert werden.
Cusparin soll eine sympathikomimetische, z.B. die Herzfrequenz steigernde Wirkung besitzen.
In höheren Dosen ruft die Droge Übelkeit und Erbrechen hervor.

Anis
Pimpinella anisum

20 bis 60 cm hohe, weiß blühende Pflanze, die ubiquitär vorkommt.

Indikationen
Dyspepsie
(Reizmagen/Verdauungsbeschwerden
wie: Magenschmerzen/Völlegefühl)
Meteorismus
(Blähbauch)
Bronchitis
(Entzündung der größeren verzweigten
Atemwege – der Bronchien)
vegetative Dystonie
(Fehlfunktion des
vegetativen Nervensystems)

gesicherte Wirkungen
karminative
(gegen Blähungen)
verdauungssaftanregende
auswurffördernde
tonisierende
(die Spannkraft hebende/muskelanspannende)

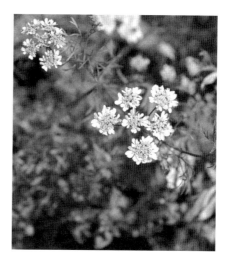

mögliche Wirkungen
laktagoge (die Milchdrüsen anregende)
östrogene (die weiblichen Sexualhormone betreffende)
emmenagoge (die Monatsblutung anregende)

Droge: die Früchte
Inhaltsstoffe: bis 6% äther. Öl, hauptsächlich Anethol; 30% Fett; 20% Eiweiß; 4% Zucker; bis 7% Gummi; Cholin; bis 7% Mineralsalze; bis 7% Pentosan; 3% Furfurol; Kaffee-, Chlorogensäure; Bergapten; Umbelliprenin; Umbelliferon; Scopoletin; ß-Amyrin; Proazulene u.a.
Anwendungsbeispiel: Täglich 3 g zerquetschte Früchte als Aufguss oder als Urtinktur

Addendum: Die therapeutische Wirkung tritt bereits in niedriger Dosierung auf. In höheren Dosen wurde außerdem eine spasmolytische und antiseptische Wirkung beobachtet, daneben aber auch Benommenheit, Tremor, Krampfanfälle, Analgesie und Rauschzustände. Daher **Suchtgefahr!** Die äußerliche Anwendung zu hautreizenden Einreibungen und gegen Parasiten ist beschrieben. Verwendung als Gewürz.

Apfelbaum
Malus sylvestris

Bis 10 m hoher, hell blühender Baum (etwa 1500 Kultursorten), der ubiquitär in gemäßigten Klimazonen kultiviert wird.

Indikationen
Diarrhoe
(Durchfall)

gesicherte Wirkung
antidiarrhoische
(gegen Durchfall wirksam)

mögliche Wirkung
harnalkalisierende
(Überführung des pH-Wertes des Urins von sauer nach alkalisch)

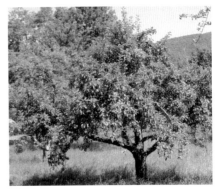

Droge: Täglich 200 g getrocknete Droge oder frische Frucht als Nahrungsergänzung
Inhaltsstoffe: bis 1,6% Pektine; bis 15% Gesamtzucker; Ameisen-, Essig-, Äpfel-, Zitronen-, Bernstein-, Milch-, Malon-, China-, Kaffee-, Brenztrauben-, p-Cumar-, Ferula-, alpha-Ketoglutar-, Oxalessig-, Glyoxylsäure; Aminosäuren; Vitamin B1, B2, B6 und C; ß-Carotin; Pantothen-, Folsäure; Biotin; Tocopherol; Eisen; Kupfer; Zink u.a.
Anwendungsbeispiel: 200 g als Ersatz für eine Mahlzeit oder frisch gepresster Apfelsaft.

Addendum: Die Droge wird vor allem in der Pädiatrie verwendet.
Die Anwendung bei Hautkrankheiten ist beschrieben.

Arnika
Arnica montana

20 bis 70 cm hohe, dunkeleidotter- bis orangegelb blühende Pflanze, die ubiquitär in gemäßigten Klimazonen (in Gebirgen bis 2600 m) vorkommt.

Indikationen
Kreislaufkollaps
(Ohnmacht)
in der Geriatrie additiv
(in der Altersmedizin ergänzend)

gesicherte Wirkungen
blutdrucksteigernde
pos. chronotrope
(Herzfrequenz beeinflussend – erhöhend)
atemanregende
spinallähmende
(Rückenmarklähmende)

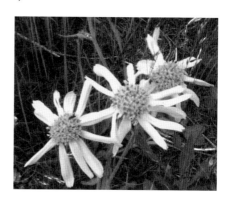

mögliche Wirkungen
diuretische (die Harnausscheidung verstärkende)
diaphoretische (schweißtreibende)
bakteriostatische (Wachstum von Bakterien hemmende)

Droge: die Blüten
Inhaltsstoffe: bis 0,14% äther. Öl mit Laurin-, Palmitinsäure, Paraffin, Azulen, 40% Arnidiol bzw. Faradiol u.a.; Gerbstoff; Gallus-, Äpfelsäure; Cholin; Fett; Harz; Wachs; Glucose; Chlorophyll; Inulin; Trimethylamin; Betain; Lutein; Flavonglykoside; Sterinderivate u.a.
Anwendungsbeispiel: 0,2 g pro Tasse als Aufguss; morgens und abends 1 Tasse zwischen den Mahlzeiten oder Arnika-Urtinktur.

Addendum: Vorsicht bei interner Applikation: in höherer Dosierung kommt es zum Auftreten von Kopfschmerzen, Übelkeit, Erbrechen, Schwindel, Tremor, Erregungszuständen, Lähmungen und zur Herzschädigung.
Die Droge wird in erster Linie äußerlich angewendet: wegen der hautreizenden, in geringen Mengen aber antiphlogistischen und granulationsfördernden Wirkung zur Wundheilung und bei Gelenkbeschwerden. Nach parenteraler Gabe wurde vor dem blutdrucksteigernden Effekt ein initialer Blutdruckabfall registriert.
Die interne Anwendung beim Parkinson-Syndrom ist beschrieben.

Artischocke
Cynara scolymus

1 bis 1,5 m hohe, violett blühende Pflanze, die in Äthiopien heimisch ist, in den Mittelmeerländern kultiviert wird.

Indikationen
Hepatopathie (Unbestimmte Leberstörung)
Cholangio-/Cholezystopathie (Erkrankung der Gallengänge/Reizgallenblase)
Hyperlipidämie (vermehrter Fettgehalt im Blut)
Niereninsuffizienz (Nierenschwäche)
labiler Hypertonus (Blutdruckwerte sind nur bei körperlicher oder seelischer Belastung erhöht)
Adipositas (Fettleibigkeit)

gesicherte Wirkungen
choleretische (den Gallenfluss fördernde)
cholagoge (gallentreibende)
leberstoffwechselanregende
leberregenerierende
cholesterinsenkende (Blutfettwerte senkende)
blutharnstoffsenkende
diuretische (die Harnausscheidung verstärkend)

mögliche Wirkungen
blutdrucksenkende
antipyretische (fiebersenkende)
blutzuckersenkende

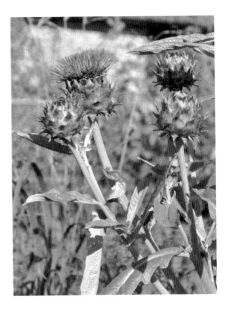

Droge: die Blätter
Inhaltsstoffe: bis 0,03% Cynarin; Cynaropikrin; Taraxasterol; Pseudotaraxasterol; Stigmasterin; ß-Sitosterin; Cynarogenin; Polyphenole; Chlorogen-, Kaffeesäure; Gerbstoff; Schleim; Enzyme; Vitamin A und B u.a.
Anwendungsbeispiel: Täglich bis zu 6 g pulverisierte Droge oder frische Frucht oder den frischen Saft

Addendum: Die choleretische Wirkung beruht auf dem Bestandteil Cynarin. Da es unter der Therapie mit dem Drogenextrakt zu einer Normalisierung azotämischer Blutwerte kommt, wird vermutet, dass bestimmte Wirkstoffe die harnstoffbildende Funktion der Leber stimulieren bzw. die Harnstoffausscheidung durch die Nieren beschleunigen.
Über die additive Anwendung des Drogenextraktes bei der Arteriosklerose wird berichtet.
Die fleischigen Fruchtböden und die dicken schuppigen Hüllblätter der kurz vor dem Aufblühen stehenden Blütenköpfe werden als Gemüse gegessen.

Bärentraube
Arctostaphylos uva ursi

Niedriger, teppichbildender, weiß- oder blassrosa blühender, zur Fruchtzeit scharlachrote Beeren tragender Strauch, der im größten Teil der nördlichen Erde heimisch ist.

Indikationen
Zystitis
(Blasenentzündung)
Pyelonephritis
(Nierenbeckenentzündung)

gesicherte Wirkungen
bakteriostatische
(Wachstum von Bakterien hemmende)
adstringierende
(zusammenziehende)

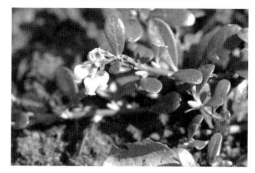

Droge: die Blätter
Inhaltsstoffe: bis 12% Arbutin bzw. Methylarbutin; bis 0,5% freies Hydrochinon; bis 20% Gerbstoffe; Ellagsäure- und Gallotanninderivate; Gallus-, Ellag-, China-, o-Protocatechu-, Ameisen-, Zitronen-, Äpfel-, Ursolsäure; Querzitrin; Myrizitrin; Querzetin; Myricetin; Hyperin; äther. Öl; Uvaol u.a.
Anwendungsbeispiel: Einzeldosis 1,5 – 4 g pulverisierte Droge als Aufguss; maximale Tagesdosis 8 g oder als Urtinktur

Addendum: Eine diuretische Wirkung ließ sich tierexperimentell nicht bestätigen. Die harndesinfizierende Wirkung beruht auf den Bestandteilen Arbutin und Methylarbutin. Eine Wirkung wurde jedoch nur beobachtet, wenn die Arbutindosierung hoch genug war oder wenn bei alkalischer Reaktion des Harns mit einer Spaltung der Arbutinausscheidungsprodukte gerechnet werden konnte. Die Wirkung ist bei alkalischem Urin-pH etwa 100 mal stärker als bei saurem Urin-pH. Der Urin verfärbt sich nach Applikation olivgrün.
Nach Applikation höherer Dosen wurden Schleimhautreizungen mit Magenschmerzen, Übelkeit und Erbrechen beobachtet, nach längerer Verabreichung Kachexie, Leberverfettung, hämolytische Anämie und Depigmentierung der Haare.

Baldrian
Valeriana officinalis

0,4 bis 2 m hohe, hellrotlila bis weiß blühende, vielgestaltige Pflanze in der gemäßigten Zone Eurasiens.

Indikationen
Neurasthenie
(Nervenschwäche)
nervöse Störungen
(Störungen, die mit verändertem seelischem Befinden einhergehen)
Dyssomnie
(Schlafstörung)
abdominelle Schmerzen
(Bauchschmerzen)
Kopfschmerzen/Migräne
(Kopfschmerzattacken)

gesicherte Wirkungen
sedierende (beruhigende)
spasmolytische (krampflösende)
leicht narkotisierende (leicht betäubende)

mögliche Wirkungen
blutdrucksenkende
antibakterielle (gegen Bakterien wirkend)

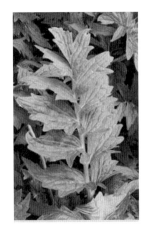

Droge: der Wurzelstock
Inhaltsstoffe: bis 1,5% äther. Öl mit Mono-, Sesqui- und anderen Terpenbestandteilen; bis 2% Valepotriate; Alkaloide; Cholin; Glykoside; Chlorogen-, Kaffee-, Baldriangerbsäure; Fermente; Zucker; Harz; Gummi u.a.
Anwendungsbeispiel: Einzeldosis 1 – 3 g getrocknete Wurzel als Aufguss oder Urtinktur. Beliebtes Mittel am Vorabend einer Narkose (auch bei Kindern) zur Narkosemitteleinsparung oder zum Drogenentzug.

Addendum: Die sedierende Wirkung wird zu etwa 1/3 durch das äther. Öl und zu etwa 2/3 durch die Valepotriate hervorgerufen. Die Konzentrationsfähigkeit wird durch die Droge nicht beeinflusst. Die Droge besitzt eine mit Papaverin vergleichbare spasmolytische Wirkung.
Durch die Wirkstoffzusammensetzung im Extrakt wird die Wirkung der Einzelbestandteile potenziert.
Bei Dauerapplikation können Kopfschmerzen, Unruhe und Herzrhythmusstörungen auftreten. Während geringe Dosen psychisch stimulierend wirken, können durch höhere Dosen gehemmte Depressionen ausgelöst werden.
Die Droge ist auch zur Dämpfung von Abstinenzerscheinungen bei Alkohol- und Drogenentzug geeignet.

Barosmapflanze
Barosma-Arten

Kleine buschige Pflanzen, die in Südafrika heimisch sind.

Indikationen
Zystitis
(Blasenentzündung)
Pyelonephritis
(Nierenbeckenentzündung)

gesicherte Wirkungen
diuretische
(die Harnausscheidung verstärkend)
harndesinfizierende
(Keime im Urin vermindernd)

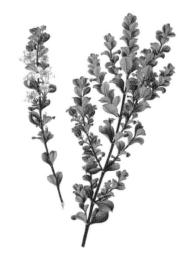

Droge: die Blätter, Folia Bucco
Inhaltsstoffe: bis 2,5% äther. Öl mit Barosmacampher, Isomenthon, Menthon, Limonen, Pulegon, Piperitonepoxid, Isopulegon, 4-Terpineol, p-Cymol, alpha-Pinen, Myrcen u.a.; Diosmin; Hesperidin; Rutin; Harz; Schleim; Gummi; Vitamin B1 u.a.
Anwendungsbeispiel: Durchschnittliche Einzeldosis 1 g pro 150 ml als Aufguss oder als Urtinktur

Addendum: Die Droge besitzt eine diuretische und antiseptische Wirkung auf die ableitenden Harnwege, da dort phenolische, entzündungswidrige Substanzen freigesetzt werden; die Wirkung ist der der Bärentraube ähnlich.

Basilikum
Ocimum basilicum

Etwa 30 cm hohe, weiß-, purpurn- oder mehrfarbig blühende, angenehm balsamisch riechende Pflanze, die ubiquitär kultiviert wird.

Indikationen
Dyspepsie
(Reizmagen/Verdauungsbeschwerden
wie: Magenschmerzen/Völlegefühl)
Meteorismus
(Blähbauch)
abdominelle Schmerzen
(Bauchschmerzen)

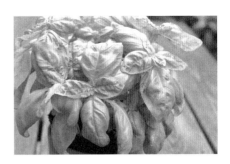

gesicherte Wirkungen
spasmolytische (krampflösende)
karminative (gegen Blähungen)
verdauungssaftanregende
stimulierende (anregende, belebende)

mögliche Wirkungen
auswurffördernde
laktagoge (die Milchdrüsen anregende)

Droge: das Kraut
Inhaltsstoffe: bis 1,5% äther. Öl, hauptsächlich Linalool und Methylchavicol; bis 5% Gerbstoffe; Saponin; ß-Sitosterin; Oleanol-, Ursolsäure u.a.
Anwendungsbeispiel: Einige Blätter pro Tag als Nahrungsergänzung oder 3x1 Tropfen Urtinktur

Addendum: In höheren Dosen besitzt die Droge eine betäubende Wirkung. Die Früchte sollen eine laxierende Wirkung besitzen.

Dorniger Becherstrauch
Poterium spinosum

Bis 30 cm hoher Kleinstrauch mit relativ großen Blüten, der im europäischen und asiatischen Mittelmeergebiet heimisch ist.

Indikationen
Diabetes mellitus
(Zuckerkrankheit)
Durchblutungsstörungen

gesicherte Wirkungen
blutzuckersenkende
vasodilatatorische
(Blutgefäß erweiternde)
adstringierende
(zusammenziehende)

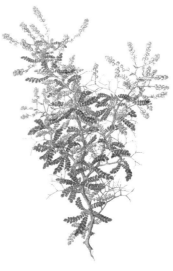

Droge: die Wurzelrinde
Inhaltsstoffe: Gerbstoffe; ß-Sitosterin; Tormentosid u.a.
Anwendungsbeispiel: 5 Tropfen Urtinktur während der Mahlzeit, bis dreimal täglich

Beinwell
Symphytum officinale

Bis 1 m hohe, weiß, rosa oder violett blühende Pflanze, die in den gemäßigten Zonen Eurasiens und in Nordamerika heimisch ist.

Indikationen
Gastritis/Enteritis
(Magen-Darmentzündung)
Magen-/Darmulzera
(Magen-/Darmgeschwür)

gesicherte Wirkungen
wundheilungsfördernde
reizmildernde
leicht adstringierende
(leicht zusammenziehende)

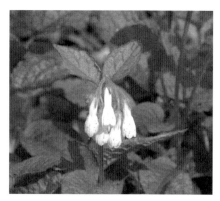

Droge: die Wurzel
Inhaltsstoffe: bis 0,8% Allantoin; bis 6,5% Gerbstoffe; Alkaloide; Chlorogen-, Kaffee-, Kiesel-, Asparagin-, Gammaaminobutter-, Lithospermsäure; Cholin; ß-Sitosterin; Harz; Asparagin; äther. Öl; saurer Schleim; Zucker; Stärke; Glycin; Alanin; Threonin; Leucin; Prolin; Phenylalanin; ß-Alanin u.a.
Anwendungsbeispiel: Nur homöopathische Zubereitungen, z.B. 2x3 Tropfen in Wasser

Addendum: Die wundheilungsfördernde Wirkung beruht auf dem Bestandteil Allantoin.
In höheren Dosen wurde eine zentrallähmende Wirkung beobachtet, die vermutlich auf die Bestandteile Symphytocynoglossin, Consolidin und Consolicin zurückgeführt werden kann.
Die Droge wird in erster Linie äußerlich angewendet in Form von Umschlägen oder Salben bei schlecht heilenden Wunden und bei Gelenkbeschwerden sowie bei Knochenbrüchen, da die Kallusbildung durch Allantoin beschleunigt wird.
Bei Entzündungen im Rachen kann die Droge auch zum Gurgeln verwendet werden.
Die interne Applikation bei Durchfall und bei Bronchitis ist beschrieben.

Berberitze (Sauerdorn)
Berberis vulgaris

Bis 3 m hoher, gelb blühender Strauch, der in Europa, im westlichen Asien und in Nordamerika vorkommt.

Indikationen
Cholangio-/Cholezystopathie
(Erkrankung der Gallengänge/ Reizgallenblase)
Hepatopathie
(Unbestimmte Leberstörung)
Dyspepsie
(Reizmagen/Verdauungsbeschwerden wie: Magenschmerzen/Völlegefühl)
Nephrolithiasis mit häufigen Koliken
(Nierensteine mit krampfbedingten Schmerzen)
bei Drogenentzug additiv (ergänzend)

gesicherte Wirkungen
cholekinetische (die Entleerung der Gallenblase fördernde)
choleretische (den Gallenfluss fördernde)
spasmolytische (krampflösende)
antipyretische (fiebersenkende)
diuretische (die Harnausscheidung verstärkend)
die Speichelsekretion anregende
(Speichelabsonderung)
atemanregende
blutdrucksteigernde

mögliche Wirkung
analgetische (schmerzstillende)

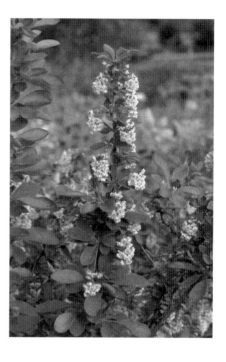

Droge: die Wurzelrinde
Inhaltsstoffe: bis 3% Berberin; Oxyacanthin; Magnoflorin; Berberrubin; Berbamin; Jatrorrhizin; Columbamin; Palmatin; Isotetrandrin; Apomorphinalkaloide; Tannin; Harz; Wachs; Gummi; Chelidonsäure u.a.
Anwendungsbeispiel: 1 bis 2 g pro 125 ml als Abkochung oder als Urtinktur

Addendum: Folgende Nebenwirkungen wurden beobachtet: Benommenheit, Nasenbluten, Erbrechen, Diarrhoe und Nierenreizungen. Höhere Dosen erweitern die Blutgefäße, senken daher den Blutdruck und setzen die Herzleistung herab.
Hohe Dosen führen nach starker Dyspnoe unter Krämpfen **zur tödlichen Atemlähmung** und zu hämorrhagischer Nephritis. Die Droge besitzt eine bakterizide Wirkung und wurde erfolgreich bei der Malaria und der Leishmaniose angewendet. Die Droge besitzt auch eine lokalanästhetische Wirkung.
Kontraindikation: Nephritis.

Besenginster
Sarothamnus scoparius

Bis 3 m hoher Strauch oder kleiner Baum mit leuchtend gelben Blüten, der ubiquitär in warm gemäßigtem Klima vorkommt.

Indikationen
Herzrhythmusstörungen
Herzinsuffizienz
(Herzschwäche)
hypotone Kreislaufstörungen
(durch geringen Blutdruck bedingte)
Aszites
(Wasseransammlung im Bauchraum)

gesicherte Wirkungen
herztonisierende (herzmuskelstärkend)
vasokonstriktorische (gefäßverengende)
blutdrucksteigernde
diuretische (die Harnausscheidung verstärkend)
abführende

mögliche Wirkungen
antipyretische (fiebersenkende)
antikonvulsive (krampflösende)

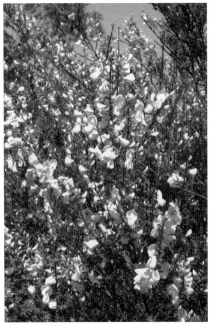

Droge: die holzigen Sprosse mit Zweigen, Blättern und Blüten
Inhaltsstoffe: Spartein; Isospartein; Oxyspartein; Sarothamnin; Lupanin; Hydroxylupanin; Epinin; Oxytyramin; Dopa; Tyrosin; Methyloxytyramin; Luteolin; Queretin; Scoparin; äther. Öl mit Furfurol; Gerbstoff; Bitterstoff; Harz u.a.
Anwendungsbeispiel: 1 - 2 g pulverisierte Droge als Aufguss, 3 bis 4 mal täglich oder Urtinktur

Addendum: Vorsicht bei Diabetikern: Bei längerer Anwendung muss mit einem Anstieg des Blutzuckers gerechnet werden!
In höheren Dosen wurden Kreislaufkollaps mit Tachykardie, paralytischer Ileus, Erbrechen, Durchfall, Schwindel, Kopfschmerzen und Hämolyse beobachtet.
In **hohen Dosen** besitzt die Droge eine lähmende Wirkung auf das ZNS und die parasympathischen Ganglien und provoziert einen **Herzstillstand**.
Heute wird vielfach das isolierte Spartein verwendet, das den Sinusknoten wie die gesteigerte Erregbarkeit im Reizleitungssystem dämpft und den venösen Rückstrom verbessert: Im Gegensatz zu Digitalis ohne pos. inotrope und diuretische Wirkung.
Die Diurese wird durch Scoparin und die harzigen Substanzen gesteigert.
Kontraindikation ist die **Hypertonie**.
Die Droge besitzt eine protektive Wirkung gegen Tetanus- und Diphtherietoxin.
Bei äußerlicher Anwendung wurde eine blutstillende Wirkung beobachtet.

Betelnusspalme
Areca catechu

Bis 30 m hohe Palme, die in tropischen und subtropischen Klimazonen vorkommt.

Indikationen
Wurmerkrankungen
(durch Spul-, Band- und Fadenwürmer)

gesicherte Wirkungen
parasympathikomimetische
(Parasympathikus verstärkend)
antihelmintische (wurmabtötende)
zentral stimulierende
(anregende, belebende)

mögliche Wirkung
kanzerogene
(das Krebsrisiko erhöhend)

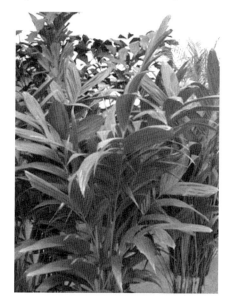

Droge: die Samen
Inhaltsstoffe: bis 0,6% Alkaloide, hauptsächlich Arecolin, Guvacin, Isoguvacin, Guvacolin, Arecolidin, Arecaidin; bis 18% fettes Öl; bis 25% Gerbstoffe; bis 16% Arecarot; Zucker; Cholin; Aminosäuren; Schleim; Harz; Catechin u.a.
Anwendungsbeispiel: Maximale orale Einzeldosis 3 g, maximale Tagesdosis 6 g oder als Urtinktur

Addendum: Schon bei therapeutischen Dosen vermehrt Speichelfluss, Bradykardie und Tremor.
Bei längerer Anwendung als Genussmittel wurden häufig **Mundhöhlenkarzinome** gesehen.
In hohen Dosen **(8 bis 10 g)** kann der **Tod** durch **Atem- oder Herzlähmung** eintreten.

Bibernelle
Pimpinella major - grosse B.
Pimpinella saxifraga - kleine B.

Bis 1 m hohe, weiß bis intensiv rosa blühende Pflanzen, die im größten Teil Eurasiens, in Nordamerika und in Neuseeland vorkommen.

Indikationen
Bronchitis
(Entzündung der größeren
verzweigten Atemwege – der Bronchien)
Asthma bronchiale
(chronische, anfallsartig
auftretende Atemwegserkrankung)

gesicherte Wirkungen
bronchosekretolytische
(Bildung von dünnflüssigem Schleim)
diaphoretische
(schweißtreibende)

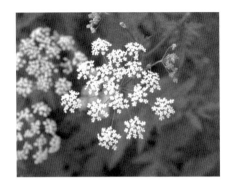

mögliche Wirkungen
diuretische
(die Harnausscheidung verstärkend)
Harnsteine auflösend
emmenagoge
(die Monatsblutung anregende)
laktagoge
(die Milchdrüsen anregende)

Droge: der Wurzelstock
Inhaltsstoffe: Reinsaponin; Gerbstoff; Harz; Stärke; Eiweiß; Gummi; bis 0,4% äther. Öl; Peucedanin; Pimpinellin; Isopimpinellin; Bergapten; Isobergapten; Umbelliferon; Sitosterin; Aconit-, Äpfel-, Bernstein-, Fumar-, Malon-, Zitronen-, Chlorogen-, China-, Kaffeesäure; Zucker u.a.
Anwendungsbeispiel: 3 bis 10 g pro Tasse als Aufguss; 3 Tassen pro Tag vor den Mahlzeiten oder als Urtinktur

Addendum: Die bronchosekretolytische Wirkung wird durch das äther. Öl und die Saponine hervorgerufen.
Tierversuche zeigten, dass Extrakte aus der Droge Uteruskontraktionen (am graviden und virginellen Uterus) auslösen können.

Bilsenkraut
Hyoscyamus niger

20 bis 80 cm hohe, weißlich, gelb bis rotviolett blühende Pflanze, die in Eurasien, Nordamerika, Nordafrika und in Australien vorkommt.

Indikationen
vegetative Dystonie
(Fehlfunktion des vegetativen Nervensystems)
Asthma bronchiale/Reizhusten
(chronische, anfallsartig auftretende Atemwegserkrankung)
Erregungszustände/Hysterie/Alkoholdelir
(Übernervosität/Alkoholentzugssyndrom)
Tremor (auch beim Parkinson-Syndrom)
(unwillkürliches Zittern)
abdominelle Schmerzen
(Bauchschmerzen)
Neuralgien/Migräne
(Nervenschmerzen/Kopfschmerzattacken)
Angstneurose/Epilepsie
(Angststörungen/plötzlicher Krampfanfall)

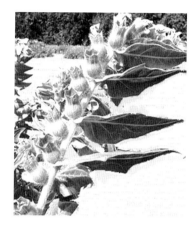

gesicherte Wirkungen
parasympathikolytische
(den Parasympathikus nachahmend)
sedierende (beruhigende)
spasmolytische (krampflösende)
antikonvulsive (krampflösende)
hypnotische (schläfrig machende)

Droge: die Blätter und blühenden Zweigspitzen 2jähriger Pflanzen
Inhaltsstoffe: bis 0,17% Alkaloide, hauptsächlich Hyoscyamin und Scopolamin, Apoatropin, Atropin, Cuskhygrin; Amine; Flavone; Chlorogensäure; Scopoletin; Aminosäuren; Cumarine; Wachse; Harze; fettes und äther. Öl; Gerbstoffe; Mineralien u.a.
Anwendungsbeispiel: Einzeldosis 3 Tropfen Urtinktur in Wasser, bis zu 3x täglich

Addendum: Aufgrund der parasympathischen Lähmung treten Mydriasis mit Akkommodationslähmung, Herabsetzung der Tränendrüsen- und Speichelsekretion, der Schleimsekretion im Bronchialsystem sowie eine Hemmung der Magensaftproduktion auf.
In höheren Dosen Vergiftungserscheinungen wie bei der Tollkirschen/Atropinvergiftung.
Wegen des geringeren Alkaloidgehaltes muss die Droge 3fach höher dosiert werden als die Tollkirsche.
Multiple **Indikationen** zur äußerlichen Anwendung sind beschrieben. **Vorsicht:** Allergien!

Birke
Betula alba

Bis 30 m hoher Baum mit weißer Rinde, der im gemäßigten Eurasien heimisch ist.

Indikationen
kardiorenale Ödeme
(gleichzeitig Herz und Nieren
befallende Wasseransammlungen)
Zystitis/Nephrolithiasis
(Blasenentzündung/Nierensteine)

gesicherte Wirkung
diuretische
(die Harnausscheidung verstärkend)

mögliche Wirkung
blutharnsäuresenkende

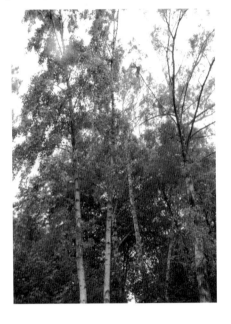

Droge: die Blätter
Inhaltsstoffe: bis 14% Betulin; Betulosid; Betulalbin; Betuloretinsäure; Harze; Bitterstoff; Gerbstoffe; Saponin; bis 0,1% äther. Öl mit Methylsalicylat und Triacontan; Phlobaphene; Oleanol-, Ursolsäure; ß-Sitosterin; Zucker u.a.
Anwendungsbeispiel: 2-3 g als Aufguss, mehrmals täglich oder als Urtinktur

Addendum: Durch die vermehrte Ausscheidung von Schlackenstoffen ist ein Behandlungsversuch mit der Droge bei Hautleiden und bei der Cellulitis indiziert. Beim Typhus abdominalis wurde nach i.v. Applikation der Droge ein Fieberabfall registriert.
Medizinische Verwendung finden auch die Birkenknospen und der Saft aus den Stämmen junger Birken sowie die Birkenrinde als Badezusatz oder zur Herstellung von Birkenrindenteeröl für Umschläge.

Bitterklee
Menyanthes trifoliata

15 bis 30 cm hohe, weiß bis leicht rosa blühende Pflanze, die in Eurasien, Japan und Nordamerika heimisch ist.

Indikationen
Dyspepsie
(Reizmagen/Verdauungsbeschwerden wie: Magenschmerzen/Völlegefühl)
Kachexie
(krankhafter Gewichtsverlust)
Wurmerkrankungen

gesicherte Wirkungen
appetitanregende
verdauungssaftanregende
leicht abführende
vermifuge (gegen Würmer)

mögliche Wirkungen
antipyretische (fiebersenkende)
tonisierende (die Spannkraft hebende/muskelanspannende)
emmenagoge
(die Monatsblutung anregende)

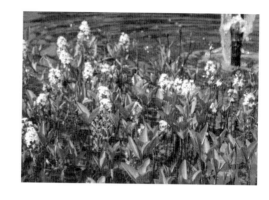

Droge: die Blätter
Inhaltsstoffe: Alkaloide (Gentianin, Gentianidin, Gentialutin, Gentiatibetin u.a.); Menyanthin; Rutin; Hyperin; Trifoliosid; äther. und fettes Öl; Cholin; Phytosterin; Cerylalkohol; Carotin; Ascorbinsäure; Wachs; Catechingerbstoffe; Saponine; Kohlenhydrate; organische Säuren u.a.
Anwendungsbeispiel: 0,5 – 1,6 g pulverisierte Droge als Abkochung oder in Honig oder Marmelade, bis zu dreimal täglich oder als Urtinktur

Addendum: Zur Behandlung von Wurmerkrankungen werden 0,6 bis 1,6 g der pulverisierten Droge über einen Zeitraum von 12 bis 15 Tagen gegeben.
Wie bei allen Enziangewächsen ruft die Applikation höherer Dosen Übelkeit, Erbrechen und Durchfall hervor.

Bittersüß
Solanum dulcamara

Bis 2 m langer, dem Boden anliegender oder kletternder, weiß oder rosa bis violett blühender, giftiger, zur Fruchtzeit scharlachrote Beeren bildender Halbstrauch, der in Europa, Nordafrika bis Indien, Japan, China und Nordamerika heimisch ist.

Indikationen
chron. Bronchitis/Asthma bronchiale
(chronische Entzündung der Atemwege/ chronische, anfallsartig auftretende Atemwegserkrankung)
Akne/Furunkulose

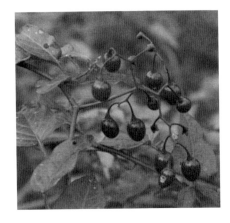

gesicherte Wirkungen
antibiotische
(Bakterien abtötende)
diuretische
(die Harnausscheidung verstärkend)
auswurffördernde
abführende
diaphoretische
(schweißtreibende)
leicht narkotisierende
(leicht betäubende)

mögliche Wirkungen
antikanzerogene (das Krebsrisiko senkend)
antikoagulierende (blutgerinnungshemmend)
anaphrodisierende (Potenz negativ beeinflussend)

<u>Droge:</u> die Stängel 2- bis 3jähriger Pflanzen nach dem Abfallen der Blätter
<u>Inhaltsstoffe:</u> Alkaloide mit saponinähnlichen Eigenschaften; Soladulcidintetrosid; Solamarinderivate; Solasonin; Solamargin; Soladulcinderivate; Soladulcamarin; Tigogenin; Diosgenin; Yamogenin; Dulcamaretin-, Dulcamarinsäure; Solanein; Gerbstoff u.a.
<u>Anwendungsbeispiel:</u> 1,5 g pro 150 ml als Aufguss oder als Abkochung, bis zweimal täglich oder als Urtinktur

Addendum: Bei höheren Dosen **Vergiftungserscheinungen:** zunächst zentrale Erregung mit Krämpfen, Erbrechen, Schwindel, Mydriasis, Tachykardie und Tachypnoe, dann Lähmungen; **Tod** durch **Atemlähmung und Herzstillstand.**
Die äußerliche Anwendung bei Hautleiden ist beschrieben. Die Droge wird nur noch selten verwendet, heute fast nur noch in der Homöopathie.

Blasentang
Fucus vesiculosus

Eine an den felsigen Küsten des Atlantischen und des Stillen Ozeans sehr häufige Meeresalge.

Indikationen
Struma
(Kropf)
Adipositas
(Fettleibigkeit)

gesicherte Wirkung
stoffwechselanregende

Droge: die ganze Alge
Inhaltsstoffe: bis 0,1% Jod; Brom; etwa 60% Fucoidin; pektinartiger Schleim; bis 30% Alginsäure bzw. deren Salze; Fucosterin; ß-Carotin; Zeaxanthin; Lutein; Mannitderivate; Chlorophylle; Xanthophylle; Sterine; Glykolipide u.a.
Anwendungsbeispiel: die Tagesdosis sollte nicht mehr als 100 µg Jod enthalten

Addendum: Die Droge ist bei Schilddrüsenleiden den exakt dosierbaren Jodpräparaten gegenüber im Nachteil!
Die Droge schmeckt ausnehmend schlecht. Zur Applikation wird daher meist die pulverisierte Droge in Pillenform verabreicht.

Blutwurz/Tormentille
Potentilla erecta

Bis 50 cm hohe, gelbblühende Pflanze mit knolligem, innen blutrotem Wurzelstock, die in Europa und Westasien heimisch ist.

Indikationen
Enterokolitis/Gastroenteritis
(Magen-Darm-Entzündung)
Diarrhoe
(Durchfall)
Darmblutungen

gesicherte Wirkung
adstringierende
(zusammenziehende)

mögliche Wirkung
tonisierende (die Spannkraft hebend/muskelanspannend)

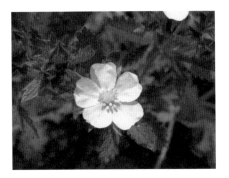

Droge: der Wurzelstock
Inhaltsstoffe: bis 22% Catechingerbstoffe (Tormentillgerbsäure, Tormentillrot, Tormentosid u.a.); organische Säuren; Gummi; Spuren von äther. Öl u.a.
Anwendungsbeispiel: 4-6 g des getrockneten Wurzelstocks als Aufguss oder als Urtinktur

Addendum: Die äußerliche Anwendung der Droge zum Gurgeln bei Entzündungen im Rachen ist beschrieben.

Bockshornklee
Trigonella foenum graecum

10 bis 50 cm hohe, blassgelb oder violettlich blühende Pflanze, die ubiquitär in warmen Klimazonen vorkommt.

Indikationen
Diabetes mellitus
(Zuckerkrankheit)
Kachexie/Anorexie
(pathologischer Gewichtsverlust/Appetitlosigkeit)
Rekonvaleszenz
(Genesungszeit)

gesicherte Wirkungen
blutzuckersenkende
tonisierende (die Spannkraft hebende/muskelanspannende)
appetitanregende
reizmildernde

mögliche Wirkungen
knochenmarksanregende
laktagoge (die Milchdrüsen anregende)
auswurffördernde

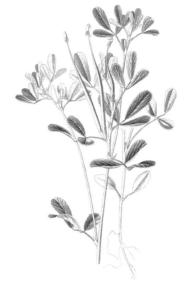

Droge: die reifen Samen
Inhaltsstoffe: bis 30% Schleimstoffe; Stachyose; Proteine; bis 10% fettes Öl; äther. Öl; Trigonellin; Nicotinsäureamid; Cholin; Diosgenin; Gitogenin; Tigogenin; Dioscin; Yamogenin; Neogitogenin; Rutin; Vitexin; Orientin; Saponaretin; Bitterstoff; harzige Substanzen; Phytosterine; Lignin; Gerbstoffe; Enzyme; Mg; Fe; Vitamin A u.a.
Anwendungsbeispiel: Tagesdosis (Erwachsene): 5 – 7 g der zerquetschten Droge als Aufguss oder als Urtinktur

Addendum: Der Droge wird eine Antipellagrawirkung zugeschrieben (eventuell über Trigonellin, da der Gehalt an Nicotinsäureamid zu gering ist).
Es wurde eine deutliche Besserung des Allgemeinbefindens, Zunahme des Körpergewichts, bessere Eiweißausnutzung, Beschränkung der Phosphorausscheidung und ein mäßiges Ansteigen der Erythrozytenzahl nach Applikation der Droge beobachtet.
Die äußerliche Anwendung der Droge bei schlecht heilenden Wunden und zum Gurgeln bei Entzündungen im Rachen ist beschrieben.

Garten-Bohne
Phaseolus vulgaris

Es sind mehr als 500 Arten bekannt, die sich in Wuchs, Blütenfarbe, Form, Größe, Färbung der Hülsen und der Samen unterscheiden und die ubiquitär kultiviert werden.

Indikationen
Zystitis/Pyelonephritis
(Blasenentzündung/Nierenbeckenentzündung)
kardiorenale Ödeme
(gleichzeitig Herz und Nieren
befallende Wasseransammlungen)
bei Diabetes mellitus additiv
(bei Zuckerkrankheit ergänzend)

gesicherte Wirkungen
diuretische
(die Harnausscheidung verstärkend)
gering blutzuckersenkend

mögliche Wirkungen
herztonisierende
(herzmuskelstärkend)
blutharnsäuresenkende

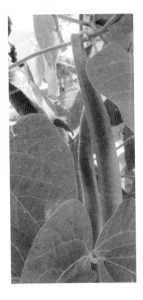

Droge: die Fruchtschalen
Inhaltsstoffe: Trigonellin; Aminosäuren; Asparagin; Monoaminofettsäuren; Glukokinine; Cholin; geringe Mengen Blausäureglykosid; Hemizellulosen; Kiesel-, Phosphorsäure; Vitamin C; Zucker; Phaseolin u.a.
Anwendungsbeispiel: bis zu 200 g pro Tag, Kochzeit 20 Minuten bis 80 Grad Celsius als Nahrungsergänzung oder als Urtinktur

Addendum: Es ist bisher noch nicht gelungen, die Wirkstoffe zu isolieren.

Brechnussbaum
Strychnos nux vomica

Bis 15 m hoher, zur Fruchtzeit rote Beeren bildender Baum, der in tropischen Gebieten vorkommt.

Indikationen
schlaffe Lähmungen
Kachexie
(krankhafter Gewichtsverlust)
Rekonvaleszenz/Leistungsabfall
(Genesungszeit)
vegetative Dystonie
(Fehlfunktion des vegetativen Nervensystems)

gesicherte Wirkungen
die Reflexerregbarkeit steigernd
kreislaufanregende
atemanregende
blutdrucksteigernde
appetitanregende

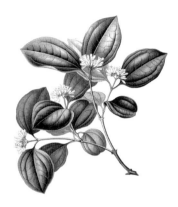

Droge: die reifen Samen
Inhaltsstoffe: bis 5% Alkaloide (Strychnin, Brucin, Pseudostrychnin, Colubrinderivate, Vomicin, Novacin, Struxin, Icajin, Pseudobrucin, Isostrychnin u.a.); Chlorogen-, Loganinsäure; Stigmasterin; Cycloartenol; alpha-Amyrin; Cholin; Reservezellulose; Eiweiß; Schleimstoffe; Fettsäuren u.a.
Anwendungsbeispiel: 0,02 – 0,05 g pulverisierte Droge als durchschnittliche Einzeldosis, maximale Tagesdosis 0,2 g oder als Urtinktur

Addendum: Über eine erfolgreiche additive Behandlung bei der Alkohol- und Drogenintoxikation wurde berichtet.
Die blutdrucksteigernde Wirkung beruht vermutlich auf einer vermehrten Adrenalinausschüttung.
Erniedrigte Seh-, Hör-, Tast- und Geschmacksempfindungen können sich durch die Behandlung mit der Droge bessern, normale Funktionen werden dagegen übersteigert.
Wegen der langsamen renalen Ausscheidung: Vorsicht, Kumulationsgefahr!
Kontraindikationen sind Hypertonie, Erregungszustände, spastische Lähmungen, Nieren- und Leberschäden.
In **toxischen Dosen** wurden Krämpfe und **Tod durch Atemlähmung** beobachtet.

Brechwurzel
Cephaelis ipecacuanha

Bis 40 cm hohe, weißblühende, zur Fruchtzeit fleischige, blauschwarze Beeren bildende Pflanze, die in Brasilien heimisch ist.

Indikationen
Bronchitis
(Entzündung der größeren verzweigten Atemwege – der Bronchien)
zum Auslösen von Erbrechen
Amöbenruhr

gesicherte Wirkungen
schleimhautreizende
bronchosekretolytische
(Bildung von dünnflüssigem Schleim)
spasmolytische (krampflösende)
emetische (den Würgreflex auslösende)

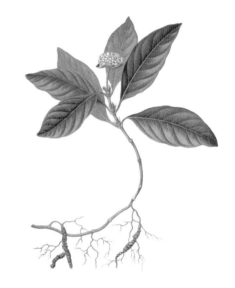

Droge: die Wurzeln 3- bis 4jähriger Pflanzen
Inhaltsstoffe: bis 3,5% Alkaloide (Emetin, Cephaelin, Psychotrinderivate, Emetamin, Protoemetin, Ipecac-Alkaloid u.a.); Ipecosid; Ipecacuanhin; äther. und fettes Öl; Wachs; Harz; Saponine; organische Säuren; Stärke u.a.
Anwendungsbeispiel: als Expektorans: bis zu 10 ml eines 0,5%igen Aufgusses als Emetikum. Ist heute durch die Injektion von Emetin ersetzt

Addendum: Die expektorierende Wirkung wird bereits in niedriger Dosierung (1/10 der brecherregenden Dosis) erzielt. Der Wirkungsmechanismus beruht auf der lokalen Reizung der sensorischen Magennerven, die reflektorisch den Vagus stimulieren. Speichel-, Schweiß- und Darmsekretion werden ebenfalls angeregt.
Parenteral zugeführtes Emetin wird über den Magen ausgeschieden und bewirkt dort wie oral gegebenes reflektorisch (über eine vagale Stimulation des Brechzentrums) Erbrechen nach einem vorausgehenden langen unangenehmen Nauseastadium.

Nach Applikation von 0,5 g und mehr Emetin Vergiftungserscheinungen: Darmreizung, Herzschwäche, Bradykardie und Dyspnoe.
Vorsicht: Bei längerer Behandlung wegen langsamer Ausscheidung Kumulationsgefahr!
Unter der Behandlung mit der Droge wurden Allergien (auch allergisch bedingtes Asthma bronchiale) beobachtet.
Der Bestandteil Emetin verhindert die Teilung der vegetativen Amöbenformen.

(Große) Brennnessel
Urtica dioica, Kleine Brennnessel (*Urtica urens*)

Bis 1,5 m hohe, hell blühende Pflanze mit charakteristischen Brennhaaren, die fast auf der ganzen Erde bis in eine Höhe von 2500 Meter vorkommt.

Indikationen
Dyspepsie
(Reizmagen/Verdauungsbeschwerden wie: Magenschmerzen/Völlegefühl)
Hyperurikämie
(Erhöhung des Harnsäurespiegels)
bei Diabetes mellitus additiv
(bei Zuckerkrankheit ergänzend)
Zystitis
(Blasenentzündung)
Anämie
(Blutarmut)

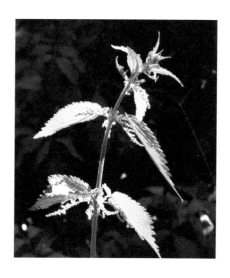

gesicherte Wirkungen
blutharnsäuresenkende
blutzuckersenkende
gering diuretische (die Harnausscheidung gering verstärkend)
pankreassekretionsanregende
(die Bauchspeichelabsonderung anregende)
cholagoge (gallentreibende)

mögliche Wirkungen
negativ chronotrope (Herzfrequenz senkend)
vasodilatatorische (Blutgefäß erweiternde)
blutdrucksenkende
spasmolytische (krampflösende)
emmenagoge (die Monatsblutung anregende)

Droge: das Kraut
Inhaltsstoffe: Chlorophyll; Xanthophyll; wenig Violaxanthin; Protoporphyrin; Koproporphyrin; Lycopin; ß-Carotin; Vitamin A, B2, C, K; Pantothensäure; Folsäure; Gerbstoff; Sitosterin; äther. und fettes Öl; Fermente; Schleim; Proteine; Kalium-, Calciumnitrat; Kieselsäure; Eisen u.a.
Anwendungsbeispiel: 15 ml eines frisch zubereiteten Presssaftes oder 8 – 12 g pulverisierte Droge pro Tag als Aufguss, Droge nicht über 80 Grad Celsius erhitzen. Auch als Urtinktur oder Fertigpräparat (siehe Ende des Buchs)

Addendum: Die kleine Brennnessel, Urtica urens, kann als Ersatz verwendet werden.
Bei innerlicher Anwendung der Droge sind Allergien beobachtet worden: Magenreizung, Dermatitis, Ödeme, Anurie. Die äußerliche Anwendung z.B. in Form des Brennnesselschlagens als unspezifische Reiztherapie bei rheumatischen Erkrankungen ist beschrieben. Bei der äußerlichen Anwendung bereiten die Bestandteile Histamin, Acetylcholin, Natriumformiat, die Harzsäuren und die Ameisensäure Schmerzen, Jucken und Quaddelbildung.

Kahles Bruchkraut
Hernaria glabra

Bis 20 cm langes, dem Boden anliegendes, graugrünes, kaum beblättertes Kraut, das ubiquitär in warmgemäßigten Klimazonen vorkommt.

Indikationen
Zystitis
(Blasenentzündung)
Pyelonephritis
(Nierenbeckenentzündung)

gesicherte Wirkungen
adstringierende
(zusammenziehende)
gering spasmolytische
(krampflösende)
harndesinfizierende
(Keime im Urin vermindernde)

mögliche Wirkung
diuretische
(die Harnausscheidung verstärkend)

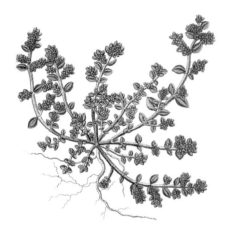

Droge: das Kraut
Inhaltsstoffe: etwa 11,5% Rohsaponin; Querzetinderivate; Umbelliferon; Herniarin; Flavonole; Scopoletin; Gerbstoff; Alkaloide; Anthrachinonglykoside u.a.
Anwendungsbeispiel: Täglich 2 x 4 Tropfen Urtinktur in Wasser

Addendum: Das dicht beblätterte, raue Bruchkraut, Hernaria hirsuta, kann als Ersatz verwendet werden.

Brunnenkresse
Nasturtium officinale

Bis 2,5 m lange, kriechende, weißblühende Pflanze, die ubiquitär in Quellen, an Bächen, Flüssen und in Gräben mit reinem Wasser vorkommt (selten in stehenden Gewässern).

Indikationen
Dyspepsie
(Reizmagen/Verdauungsbeschwerden
wie: Magenschmerzen/Völlegefühl)
grippaler Infekt (Erkältung)
Vitamin C-Mangel
Mineraldefizit

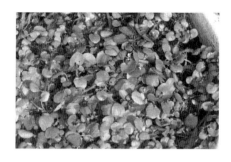

gesicherte Wirkungen
leicht cholagoge
(leicht gallentreibende)
gering bakterizide
(gering Bakterien schädigende
und/oder abtötende)

mögliche Wirkungen
antikanzerogene
(das Krebsrisiko senkend)
antihelmintische
(wurmabtötende)
diuretische
(die Harnausscheidung verstärkend)
auswurffördernde
blutzuckersenkende
anregende Wirkung

Droge: das Kraut
Inhaltsstoffe: Fe; Mg; Ca; Jod; Vitamin A, C und D; Diastase u.a.
Anwendungsbeispiel: 20 - 30 g frische Blätter pro Tag oder 4 - 6 g getrocknete Blätter oder als Urtinktur

Addendum: In der frischen Pflanze ist Gluconasturtiin als Kaliumsalz enthalten, das bei Zerfall durch ein gleichfalls anwesendes Enzym ein ätherisches Öl mit dem Hauptbestandteil Phenyläthylsenföl entstehen lässt, weshalb die frische Pflanze rasch verarbeitet werden muss, z.B. in Form von Frischpflanzensaft.

Dill
Anethum graveolens

Über 1 m hoch werdende, kahle, dunkelgrüne, gelbblühende, charakteristisch riechende Pflanze, die kulturell ubiquitär verbreitet ist.

Indikationen
Dyspepsie
(Reizmagen/Verdauungsbeschwerden wie: Magenschmerzen/Völlegefühl)
Meteorismus
(Blähbauch)

gesicherte Wirkungen
magensaftanregende
karminative
(gegen Blähungen)

mögliche Wirkungen
laktagoge (die Milchdrüsen anregende)
sedierende (beruhigende)
diuretische (die Harnausscheidung verstärkend)

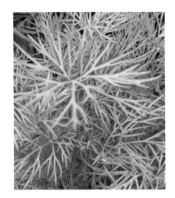

Droge: die Früchte (= Dillsamen)
Inhaltsstoffe: bis 7,7% äther. Öl, hauptsächlich Carvon, Dillapiol, Limonen; Myristicin; bis 20% fettes Öl; Protein; Bergapten; Umbelliprenin; Scopoletin; Aesculetin; Umbelliferon; Kaffee-, Ferula-, Chlorogensäure; Vicenin; gamma-Sitosterin; Chlorophyll; Xanthophyll; Carotin u.a.
Anwendungsbeispiel: durchschnittliche Einzeldosis 1 g, bis zu dreimal täglich

Addendum: Im Dillkraut soll eine Substanz enthalten sein, die im Tierversuch zunächst zentral erregend, dann lähmend und in **hohen Dosen tödlich** wirken soll. Die Droge wird auch als Gewürz verwendet.

Drachenblutbaum
Haronga madagascariensis

Strauch oder bis 16 m hoher, immergrüner Baum, der im tropischen Afrika, auf Madagaskar und Mauritius heimisch ist.

Indikationen
Dyspepsie
(Reizmagen/Verdauungsbeschwerden
wie: Magenschmerzen/Völlegefühl)
Cholangio-/Cholezystopathie
(Erkrankung der Gallengänge/Reizgallenblase)
Hepatopathie
(Unbestimmte Leberstörung)
funktionelle Pankreopathie
(Bauchspeicheldrüsenerkrankung ohne
körperlichen Befund)

gesicherte Wirkungen
verdauungssaftanregende
cholekinetische (die Entleerung
 der Gallenblase fördernde)
choleretische (den Gallenfluss fördernde)

mögliche Wirkung
antihepatotoxische (gegen Lebergifte wirksam)

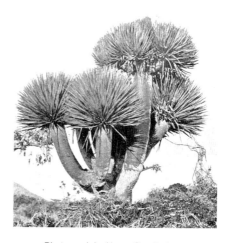

Photograph by Henry Ogg Forbes

Droge: die Rinde
Inhaltsstoffe: Betulinsäure; Friedelin; Harunganin; Euxanthon; Chrysophanol; Physcion; Madagascin; Madagascinanthron; Haronginanthron; Gerbstoffe u.a.
Anwendungsbeispiel: 4 Tropfen Urtinktur in Wasser, bis zu dreimal täglich

Addendum: Der Gesamtextrakt steigert die sekretorische Tätigkeit von Pankreas, Magen, Duodenum und Leber. Nach duodenaler Applikation kommt es zu einer deutlichen Vermehrung der Bilirubin- und Diastasewerte.
Die Leberschutzwirkung der Droge ist günstiger als die von Cystein.
Auch die Blätter finden Verwendung, sie enthalten u.a. Hypericinderivate.

Eberesche (Vogelbeerbaum)
Sorbus aucuparia

Strauch oder bis 16 m hoher, weißblühender, zur Fruchtzeit scharlachrote Scheinfrüchte bildender Baum, der in warmgemäßigten Klimazonen vorkommt.

Indikation
Obstipation
(Verstopfung, Darmträgheit)

gesicherte Wirkung
leicht abführende

mögliche Wirkung
diuretische
(die Harnausscheidung verstärkend)

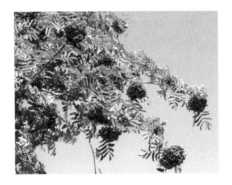

Droge: die Frucht
Inhaltsstoffe: Parasorbinsäure; Parasorbosid; Sorbinsäure; organische Säuren; Zucker; Gerbstoffe; Pektin; Carotinoide; rotes Anthocyan; Vitamin C; Wachs; äther. und fettes Öl; Rutin; Querzetinderivate; Asozon; Phloroglucin u.a.
Anwendungsbeispiel: 4 Tropfen Urtinktur in Wasser, bis zu zweimal täglich

Addendum: Die laxierende Wirkung beruht auf dem Parasorbingehalt. In höheren Dosen bewirkt dieser vermehrten Speichelfluss, Erbrechen und Gastroenteritis. Beim Kochen wird die Parasorbinsäure zerstört, so dass die adstringierende Wirkung des Gerbstoffgehalts zum Tragen kommt und die Droge mit gutem Erfolg bei der Diarrhoe eingesetzt werden kann. **Vergiftungen** wurden bisher nur **durch Einnahme größerer Mengen frischer Früchte** beschrieben.

Gemeiner Efeu
Hedera helix

Auf dem Boden kriechende oder mittels Haftwurzeln bis 30 m hoch kletternde, hell blühende, zur Fruchtzeit blauschwarze Beeren bildende Pflanze, die in Europa, Südafrika und Nordamerika vorkommt.

Indikationen
Asthma bronchiale/Bronchitis
(chronische Entzündung der
Atemwege/Entzündung der Atemwege)
Dysmenorrhoe
(Regelschmerzen)

gesicherte Wirkungen
spasmolytische
(krampflösende)
parasympathikolytische
(Blockierung des parasympathischen
Nervengewebes)
antiphlogistische
(entzündungshemmende)
emmenagoge
(die Monatsblutung anregende)

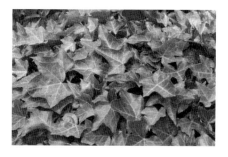

mögliche Wirkungen
sedierende
(beruhigende)
choleretische
(den Gallenfluss fördernde)

Droge: die Blätter
Inhaltsstoffe: alpha- und ß-Hederin; Hederacosidderivate; Provitamin A; Vitamin E; Alkaloide (u.a. Emetin); Flavonderivate u.a.
Anwendungsbeispiel: Mittlere Tagesdosis 0,3 g der pulverisierten Droge oder als Urtinktur

Addendum: In höheren Dosen besitzt die Droge eine beträchtliche vasokonstriktorische und hämolytische Wirkung. Die schleimhautreizende Eigenschaft äußert sich in Übelkeit, Erbrechen und blutiger Diarrhoe. Daneben kommt es zu Halluzinationen und zur Hypothermie.
Über eine erfolgreiche Behandlung der Migräne mit der Droge wurde berichtet.
Die äußerliche Anwendung bei schlecht heilenden Wunden sowie bei Gelenkbeschwerden ist beschrieben.
Das **Fruchtfleisch** der Efeubeeren ist besonders **toxisch**.

Ehrenpreis
Veronica officinalis

Bis 20 cm hohe, hell-lila bis weiß blühende Pflanze, die in Europa, Vorderasien und Nordamerika heimisch ist.

Indikationen
chron. Bronchitis/Asthma bronchiale
(chronische Entzündung der Atemwege /Krämpfe)

gesicherte Wirkung
auswurffördernde

mögliche Wirkungen
appetitanregende
adstringierende
(zusammenziehende)

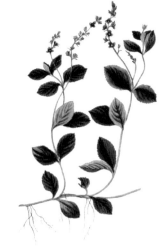

Droge: das Kraut
Inhaltsstoffe: das Glykosid Aucubin; Bitterstoff; Gerbstoff; organische Säuren; Mannit; Zucker; Gummi; Harz; Wachs; Spuren äther. Öls u.a.
Anwendungsbeispiel: 4 Tropfen Urtinktur in Wasser, bis zu zweimal täglich

Addendum: Die äußerliche Anwendung beim Ekzem ist beschrieben.
Das Kraut der artverwandten Bachbunge, Veronica beccabunga, soll eine laxierende und diuretische Wirkung besitzen.

Eibisch
Althaea officinalis

Bis 1,8 m hohe, rötlich-weiß blühende Pflanze mit kräftigem Wurzelstock, die in Europa und Nordamerika vorkommt.

Indikationen
Bronchitis/Asthma bronchiale
(Entzündung der Atemwege/
chronische Entzündung der Atemwege)
Reizhusten
Laryngitis/Tracheitis
(Kehlkopfentzündung/
Entzündung der Luftröhrenschleimhaut)
Zystitis
(Blasenentzündung)
Enteritis
(Entzündung des Dünndarms)

gesicherte Wirkung
reizmildernde

Droge: der Wurzelstock
Inhaltsstoffe: Asparagin; Betain; Lecithin; Phytosterin; Enzyme; bis 35% Schleimstoffe; bis 10% Zucker; Stärke; Pektin; Gerbstoff; fettes Öl; phosphatreiche Mineralbestandteile u.a.
Anwendungsbeispiel: 10 – 15 g als Mazerat (150 ml kaltes Wasser, 1,5 Stunden ziehen lassen); das Filtrat wird auf 30°C erhitzt, mehrere Tassen pro Tag (immer frisch zubereitet) oder als Urtinktur

Addendum: Aufgrund der Inhaltsstoffe kann eine diuretische, adstringierende und antidiarrhoische Wirkung vermutet werden. Die äußerliche Anwendung bei entzündlichen Hauterkrankungen und zum Gurgeln bei Entzündungen im Rachen ist beschrieben. Beim Kochen der Droge entsteht unter Wirkungsverlust eine feste Gallerte mit kräftigem Geschmack.

Sommer-Eiche
Quercus robur

Bis 50 m hoher, mächtiger Baum mit breiter, starkästiger Krone, der in Europa, Kleinasien und im Kaukasus heimisch ist.

Indikationen (im Einzelfall)
Intoxikationen mit Alkaloiden, Blei u.a.
(Vergiftung mit "alkaliähnlichen" Pflanzenstoffen, wie Morphin, Strychnin Solanin, Blei u.a.)
blutendes Intestinalulkus
(Darmgeschwür)

gesicherte Wirkungen
adstringierende
(zusammenziehende)
keimhemmende

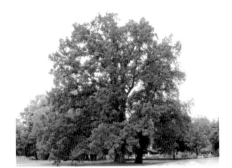

Droge: die Rinde
Inhaltsstoffe: bis 20% Gerbstoffe; Friedelin; Friedelinol; ß-Sitosterin; Querzetin; Querzit; Viburnit; Mesoinosit; Scyllit; Leucanthemit; Querzin; Harz; Fett; Pektinstoffe u.a.
Anwendungsbeispiel: 1 g pulverisierte Droge pro 150 ml kaltes Wasser, kurz aufkochen, einige Minuten ziehen lassen und abfiltrieren. Bis zu dreimal täglich oder als Urtinktur

Addendum: Die Wintereiche, Quercus petraea, kann als Ersatz verwendet werden.
Die Droge wird fast ausschließlich äußerlich angewendet: zu Umschlägen, Bädern und Spülungen bei Hautulzera, Hämorrhoiden, Fußschweiß, Fluor albus u.a.
Intern wird die Droge eher in geringer Dosierung in Kombination mit anderen Drogen z.B. bei der Diarrhoe verwendet.

Eierpflanze (Aubergine)
Solanum melongena

50 bis 60 cm hohe, violett bis bläulich blühende, aus Ostindien stammende Pflanze, die bis 30 cm lange, meist eiförmige, saftreiche Früchte bildet.

Indikation
Hypercholesterinämie
(Lipidstoffwechselstörung, die durch einen erhöhten Cholesterinspiegel im Blut gekennzeichnet ist)

gesicherte Wirkung
cholesterinsenkende
(Blutfettwerte senkende)

mögliche Wirkung
diuretische
(die Harnausscheidung verstärkend)

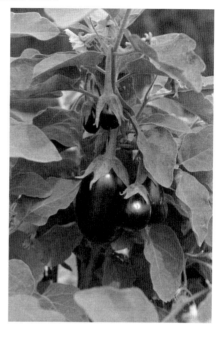

Droge: die Blätter/Frucht
Inhaltsstoffe: Delphinidinderivate; Pelargonidin; Cyanidin; Zucker; Protein; Vitamin A, B und C; Gerbstoff; Chlorogen-, Neochlorogen-, Kaffee-, Gammahydroxyglutaminsäure; Tyramin; Tryptamin; Trigonellin; Cholin; Calcium; Phosphor; Fe u.a.
Anwendungsbeispiel: 200 g gekochte, gebratene oder gegrillte Frucht pro Tag als Nahrungsergänzung oder als Urtinktur

Addendum: Auch die Früchte, die als Gemüse gegessen werden, enthalten die Wirkstoffe.

Eisenkraut
Verbena officinalis

30 bis 75 cm, selten bis 2 m hohe, blasslila blühende Pflanze, die ubiquitär in warmgemäßigten Klimazonen vorkommt.

Indikationen
Bronchitis
(Entzündung der größeren verzweigten Atemwege – der Bronchien)
Enteritis
(Entzündung des Dünndarms)
Zystitis
(Blasenentzündung)
nervöse Störungen
(Störungen, die mit verändertem seelischem Befinden einhergehen)

gesicherte Wirkungen
reizmildernde
sedierende (beruhigende)
parasympathikomimetische
(Parasympathikus verstärkend)

mögliche Wirkungen
diuretische (die Harnausscheidung verstärkend)
analgetische (schmerzstillende)
antiphlogistische (entzündungshemmende)
bronchosekretolytische (Bildung von dünnflüssigem Schleim)
diaphoretische (schweißtreibende)
laktagoge (die Milchdrüsen anregende)

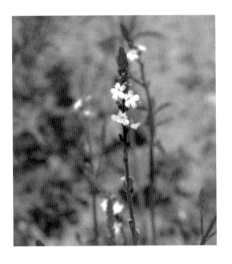

Droge: das Kraut
Inhaltsstoffe: Verbenalin; ein Verbenalkoholderivat; Hastatosid; ein Alkaloid; Schleim; Bitterstoff; Gerbstoff; äther. Öl mit Citral, Terpenen und Terpenalkoholen; Zucker u.a.
Anwendungsbeispiel: 1,5 g pro 150 ml als Aufguss, bis zu 3 g dreimal täglich oder als Urtinktur

Addendum: Das wirksame Prinzip der Droge ist das Verbenalin, eine Substanz mit schwach parasympathikomimetischen Eigenschaften. Im Tierversuch wirkt sie **kontrahierend** auf die glatte Muskulatur des **Uterus** und des Darms. Die Toxizität von Verbenalin ist gering.
Die äußerliche Anwendung bei schlecht heilenden Wunden ist beschrieben.

Engelwurz
Angelica archangelica

1 bis 3 m hohe, blassgelb blühende Pflanze mit rübenähnlichem Wurzelstock, die im nördlichen Eurasien heimisch ist, kulturell aber auch in Mitteleuropa angebaut wird.

Indikationen
Kachexie
(krankhafter Gewichtsverlust)
Anorexie
(Appetitlosigkeit)
Dyspepsie
(Reizmagen/Verdauungsbeschwerden
wie: Magenschmerzen/Völlegefühl)

gesicherte Wirkungen
appetitanregende
karminative
(gegen Blähungen)

mögliche Wirkungen
sedierende
(beruhigende)
spasmolytische
(krampflösende)
keimhemmende
auswurffördernde

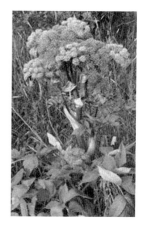

Droge: der Wurzelstock
Inhaltsstoffe: bis 1% äther. Öl, hauptsächlich 15-Oxypentadecenlacton; Harz; Angelicasäure; p-Cymol; kleine Mengen Baldriansäure; organische Säuren; Wachs; Gerbstoff; Stärke; Pektin; Zucker; Angelicin; Bergapten; Imperatorin; Osthol; Osthenol; Xanthotoxin; Xanthotoxol; Umbelliprenin; Archicin; Oxypeucedaninderivate; Oroselon; Ostruthol u.a.
Anwendungsbeispiel: 4 Tropfen Urtinktur in Wasser, bis zu dreimal täglich

Addendum: Nach Applikation von 2 g der Droge per os wurde nach anfänglicher Erregung Müdigkeit, Abgeschlagenheit und Somnolenz beobachtet.
Die interne Anwendung bei nervösen Störungen und grippalen Infekten ist beschrieben, ebenso eine äußerliche Anwendung z.B. bei Gelenkschmerzen.

Gelber Enzian
Gentiana lutea

1 bis 2 m hohe, goldgelb blühende Pflanze mit dicker Pfahlwurzel, die in den gebirgigen Regionen Europas und Kleinasiens heimisch ist.

Indikationen
Kachexie (krankhafter Gewichtsverlust)
Dyspepsie (Reizmagen/Verdauungsbeschwerden wie: Magenschmerzen/Völlegefühl)
fieberhafte Erkrankungen
vegetative Dystonie (Fehlfunktion des vegetativen Nervensystems)
(Malaria)

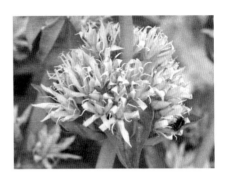

gesicherte Wirkungen
appetitanregende
verdauungssaftanregende
darmanregende
antipyretische (fiebersenkende)
antiphlogistische (entzündungshemmende)
leicht blutdrucksteigernde
vermifuge (gegen Würmer)

mögliche Wirkungen
karminative (gegen Blähungen)
analgetische (schmerzstillende)
zentralerregende
antibakterielle (gegen Bakterien wirkend)

Droge: der Wurzelstock
Inhaltsstoffe: Bitterstoffe (Gentiopikrin, Gentioflavosid, Amarogentin, Gentialutin); Gentisin; Isogentisin; Gentiosid; Gentisein; Xanthonderivate; Oxyzimtsäuren; Saccharose; Gentianose; Inulin; Pektin; Nicotinsäure und -amid u.a.
Anwendungsbeispiel: 4 Tropfen Urtinktur in Wasser, bis zu dreimal täglich

Addendum: Die Bitterstoffe wirken nicht nur reflektorisch, sondern besitzen auch eine direkte Wirkung auf die Schleimhaut: etwa 3 bis 8 Minuten nach der Zufuhr von Extr. Gentianae (Maximum nach 20 bis 35 Minuten) stellen sich Verdauungshyperämie, Schwellung der Mukosa und vermehrte Sekretion der Verdauungssäfte ein. Die **Antimalariawirkung** entspricht der des Chinins.
In höheren Dosen wurden Gastroenteritis, Erbrechen und Benommenheit beobachtet.

Esche
Fraxinus excelsior

Bis 40 m hoher Baum mit kugeliger bis eiförmiger Krone, der in Eurasien besonders auf sumpfigem Boden vorkommt.

Indikationen
Obstipation
(Verstopfung, Darmträgheit)
Zystitis/Pyelonephritis
(Blasenentzündung/Nierenbeckenentzündung)
Ödeme
(Schwellung – Lymph-Ansammlung)
Hyperurikämie
(Erhöhung des Harnsäurespiegels)

gesicherte Wirkungen
abführende
diuretische
(die Harnausscheidung verstärkend)
blutharnsäuresenkende

mögliche Wirkungen
tonisierende (die Spannkraft hebende/muskelanspannende)
adstringierende (zusammenziehende)
diaphoretische (schweißtreibende)
antipyretische (fiebersenkende)

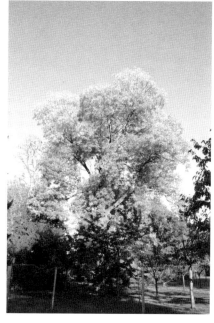

Droge: die Blätter
Inhaltsstoffe: Rutin; Cumarine; Inosit; Mannit; Glucose; Sedoheptulose; Äpfelsäure; Gerbstoffe; äther. Öl; Vitamin C; Querzetinderivate; Ursolsäure, Gummi u.a.
Anwendungsbeispiel: 3 Teelöffel getrocknete Droge pro 400 ml Wasser als Aufguss, mehrere Portionen pro Tag oder als Urtinktur

Addendum: Die laxierende Wirkung beruht auf dem hohen Gehalt an Äpfelsäure und deren Ca-Salze. Fraxin wirkt stark diuretisch und steigert die Harnsäureausscheidung.
Die Rinde jüngerer Zweige soll antipyretisch und vermifug wirken.
Der aus Einschnitten in die Stamm- und Astrinde der Mannaesche, Fraxinus ornus, gewonnene, eingetrocknete Saft (die Manna) besitzt mild abführende Wirkung und eignet sich zur Behandlung der kindlichen Obstipation.

Eukalyptus
Eucalyptus globulus

Bis 60 m hoher Baum mit silbergrauer Rinde, der in warmen, subtropischen und tropischen Klimazonen vorkommt.

Indikationen
chron. Bronchitis/Asthma bronchiale
(chronische Entzündung der
Atemwege/anfallartig auftretende
chronische Entzündung der Atemwege)

gesicherte Wirkungen
sekretomotorische
(den Abtransport von Schleim
verstärkende)
gering vermifuge
(gegen Würmer)
gering blutzuckersenkende

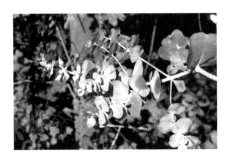

mögliche Wirkungen
antiseptische
(keimreduzierende und – bekämpfende)
antipyretische
(fiebersenkende)
tonisierende
(die Spannkraft hebende/muskelanspannende)
adstringierende
(zusammenziehende)

<u>Droge:</u> die Blätter
<u>Inhaltsstoffe:</u> bis 3,5% äther. Öl, hauptsächlich Cineol; Gerbstoff; Ellag-, Gallussäure; Bitterstoff; Harz; Wachs; 56% ß-Diketone; 14% Ester; 9% freie Alkohole; freie Säuren; Triterpene; Paraffine; Rutin; Querzitrin; Querzetin; Eukalyptin u.a.
<u>Anwendungsbeispiel:</u> 2 – 3 g pro 150 ml als Aufguss (10 Minuten ziehen lassen, dann abfiltrieren). Tagesdosis: 3 Tassen frisch zubereitet oder als Roller zum Auftragen auf die Haut
(1 Esslöffel auf 10l Wasser wird zur biologischen Ungezieferverichtung in Australien erfolgreich eingesetzt).

Addendum: Die Öle der etwa 600 Eukalyptus-Arten unterscheiden sich qualitativ und sollten möglichst wenig Aldehyde (hustenreizend) und Phellandren (herzwirksam) enthalten.
In höheren Dosen wurden Kopfschmerzen, Benommenheit, Abgeschlagenheit, Abschwächung der Reflexe, Bradypnoe und Blutdruckabfall beobachtet. **Dosen über 15 g können bereits zum Tode führen.**
Beliebter als die Einnahme der Droge per os ist die Applikation per Inhalation oder die perkutane Anwendung.
Das ätherische Öl der Blätter wird durch die Lunge ausgeschieden und ruft dort die sekretomotorische Wirkung hervor.

Faulbaum
Rhamnus frangula

1 bis 3 m hoher, grünlichweiß blühender Strauch (gelegentlich bis 7 m hoher, schmächtiger Baum), der in Eurasien und Nordafrika vorkommt.

Indikation
Obstipation
(Verstopfung, Darmträgheit)

gesicherte Wirkung
abführende

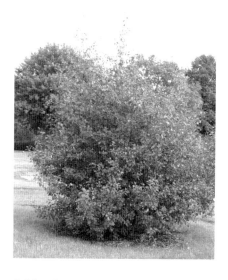

Droge: die Rinde
Inhaltsstoffe: Anthracenderivate; Glykoside; Polysaccharide; Fermente; Alkaloide; Bitterstoff; Arachinsäure u.a.
Anwendungsbeispiel: 1 - 2 g pro 150 ml als Aufguss (10 – 15 Minuten ziehen lassen, dann abfiltrieren). Morgens und abends eine Tasse oder als Urtinktur

Addendum: Die Droge ist die schwächste der dickdarmwirksamen Anthrachinondrogen und kann in geringen Dosen auch in der Schwangerschaft appliziert werden, bei höheren Dosen jedoch **Abortgefahr!**
Bei längerer Anwendung unbedingt die Elektrolyte kontrollieren, da Gefahr der Hypokaliämie!
Die Droge ruft in höheren Dosen Brechreiz, Erbrechen, Darmspasmen und Diarrhoe hervor.
Die Rinde des artverwandten amerikanischen Faulbaums, Rhamnus purshianus, die Cortex Cascarae sagradae, wird medizinisch ähnlich genutzt.
Ebenso finden die reifen, getrockneten Beeren des artverwandten Kreuzdorns, Rhamnus catharticus, Verwendung als Laxans.

Feigenbaum
Ficus carica

Kleiner, selten bis 10 m hoher Baum, der ubiquitär in warmgemäßigten Klimazonen vorkommt.

Indikation
Obstipation
(Verstopfung, Darmträgheit)

gesicherte Wirkung
mild abführende

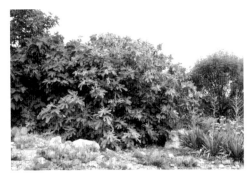

Droge: die Scheinfrucht
Inhaltsstoffe: bis 70% Invertzucker, 5% Pektin; Fett; Eiweiß; Säuren; Vitamin A, B, C und Spuren von Vitamin D; das proteolytische Enzym Ficin u.a.
Anwendungsbeispiel: 50 g Droge pro Liter Wasser eine halbe Stunde kochen, dann abfiltrieren. 3 Tassen pro Tag vor den Mahlzeiten oder frische Früchte oder getrocknete Früchte

Addendum: Die reife Scheinfrucht ist ein beliebtes Dessert.
Der Milchsaft des Feigenbaums soll eine antihelmintische (gegen Würmer wirkende) und antikanzerogene Wirkung besitzen.

Fenchel
Foeniculum vulgare

0,9 bis 2 m hohe, sattgelb blühende Pflanze, die in warmgemäßigten Klimazonen ubiquitär vorkommt.

Indikationen
Meteorismus/Dyspepsie
(Blähbauch/Reizmagen-Verdauungsbeschwerden)
Bronchitis
(Entzündung der größeren verzweigten Atemwege – der Bronchien)
Zystitis/Pyelonephritis
(Blasenentzündung/Nierenbeckenentzündung)
Dysmenorrhoe
(Regelschmerzen)
als Adjuvans im Wochenbett
(als unterstützender und verstärkender Hilfsstoff)

gesicherte Wirkungen
karminative (gegen Blähungen)
sekretomotorische (den Abtransport von Schleim verstärkende)
laktagoge (die Milchdrüsen anregende)
emmenagoge (die Monatsblutung anregende)
diuretische (die Harnausscheidung verstärkend)
bakterizide (Bakterien schädigende und/oder abtötende)

mögliche Wirkung
spasmolytische (krampflösende)

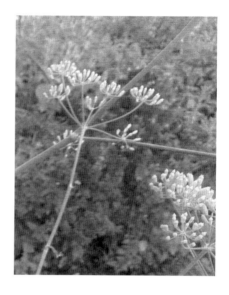

Droge: die Spaltfrüchte
Inhaltsstoffe: bis 6% äther. Öl mit Anethol, Fenchon, alpha-Pinen, Limonen, Camphen, ß-Pinen, ß-Myrcen, alpha-Phellandren, p- Cymol, Estragol u.a.; fettes Öl; Umbelliferon; Zucker; Eiweiß u.a.
Anwendungsbeispiel: Täglich 3 x 0,3 - 0,6 Gramm getrocknete Samen

Addendum: Während die Droge in geringen Dosen beruhigend wirkt, besitzen höhere Dosen eine zentral stimulierende Wirkung (einhergehend mit vermehrtem Speichelfluss, Enteritis, Darmspasmen, Bradykardie und Temperaturerhöhung).

In hohen Dosen wurden Tremor, Erregungszustände, Krampfanfälle, Halluzinationen, dann Somnolenz beobachtet. Die Bestandteilzusammensetzung des ätherischen Öls ist regional unterschiedlich.
Das reine ätherische Öl wirkt entzündungsverstärkend und besitzt eine darmanregende Wirkung, wird daher oft als Zusatz zu Laxantien gegeben, um einer Darmatonie vorzubeugen.

Fingerhut
Digitalis

Es werden mehr als 25 Digitalis-Arten unterschieden, die in Europa, Asien und Nordafrika heimisch sind. Besondere Bedeutung für die Phytotherapie besitzen der wollige Fingerhut, Digitalis lanata, eine bis 1,2 m hohe Pflanze mit weißwollig behaarten, hellen Blüten und der rote Fingerhut, Digitalis purpurea, mit hellpurpurnen bis weißgefleckten Blüten.

Indikation
Herzinsuffizienz
(Herzschwäche)

gesicherte Wirkungen
positiv inotrope
(Steigerung der Schlagkraft des Herzens ohne Frequenzerhöhung)
negativ chronotrope
(Herzfrequenz senkend)
negativ dromotrope
(herabsetzende Reizleitungsgeschwindigkeit)
negativ bathmotrope
(durch Erhöhung der Reizschwelle die Erregbarkeit des Herzens senkend)
diuretische
(die Harnausscheidung verstärkend)

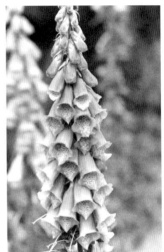

Droge: die Blätter
Inhaltsstoffe: Digitalis lanata enthält mehr als 60 verschiedene Cardenolid-Glykoside, Gesamtgehalt etwa 1% (Digitoxigenin-, Gitoxigenin-, Gitaloxigenin-, Digoxigenin-, Diginatigenin-Glykoside u.a.); daneben Steroidsaponine; Flavone; Cholin; Acetylcholin u.a.
Digitalis purpurea enthält etwa 0,3% Cardenolid-Glykoside (Digitoxigenin-, Gitoxigenin-, Gitaloxigenin-Glykoside u.a.); daneben Saponine; Flavone u.a.
Anwendung: Extrakte sind schwer zu standardisieren! Deshalb werden die reinen Glykoside zur Therapie verwendet. Die Dosis muss durch Messung der Glykosidkonzentrationen im Blut überwacht werden. Im Notfall eine homöopathische Verdünnung wenn andere Drogen nicht wirken
Addendum: Die Reinglykoside aus Digitalis lanata (Digoxin, Acetyldigoxin, Lanataglykoside u.a.) und Digitalis purpurea (Digitoxin u.a.) unterscheiden sich außer in ihrer Wirkungsintensität vor allem im Resorptions- und Eliminationsverhalten.
Der insuffiziente Herzmuskel reagiert sehr viel empfindlicher auf die Droge als der gesunde.
Bei Überdosierung werden Schwindel, Erbrechen, Herzrhythmusstörungen, Kopfschmerzen, Benommenheit, Sehstörungen und Durchfall beobachtet.
Die therapeutische Breite der Herzglykoside ist relativ gering, Unverträglichkeitserscheinungen treten bereits ab 60% der Vollwirkdosis auf. **Die toxische Glykosidgrenze liegt bei etwa 155% der üblichen therapeutischen Dosis.**
Bei äußerlicher Anwendung besitzt die Droge eine wundheilende und granulationsfördernde Wirkung.

Flohwegerich
Plantago psyllium

Bis 50 cm hohe, ährenbildende Pflanze, die in Südeuropa, Nordasien und im westlichen Asien heimisch ist.

Indikation
chronische Obstipation
(Verstopfung, Darmträgheit)

gesicherte Wirkungen
mild abführende
reizmildernde

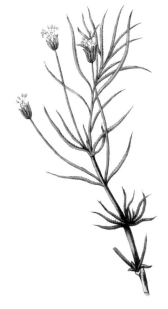

Droge: die Samen
Inhaltsstoffe: Plantagonin; Indicain; Indicamin; Aucubin; Polysaccharid- und Polyuronidschleim; fettes Öl; Reservezellulose; Planteose; ß-Sitosterin; Stigmasterin; Campesterin; alpha-, ß-Amyrin; Enzyme; Gerbstoff u.a.
Anwendungsbeispiel: 1 Teelöffel Droge zusammen mit 500 ml Wasser vor den Mahlzeiten. Maximal 40 g pro Tag.

Addendum: Der Sandwegerich, Plantago indica, kann als Ersatz verwendet werden. Die laxierende Wirkung beruht auf der Quelleigenschaft der Droge.
Die äußerliche Anwendung bei rheumatischen Erkrankungen und Entzündungen ist beschrieben.

Frauenmantel
Alchemilla vulgaris

Bis 30 cm hohe, hellgrün blühende Pflanze, die in Eurasien und Nordamerika heimisch ist.

Indikation
Diarrhoe
(Durchfall)

gesicherte Wirkung
adstringierende
(zusammenziehende)

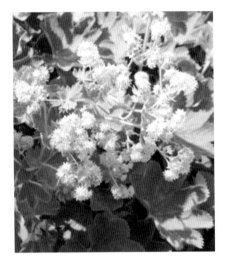

Droge: das Kraut
Inhaltsstoffe: bis 8% Gerbstoff vom Tannintyp; Gerbstoffglykoside der Ellagsäuregruppe; Salicylsäure in Spuren; Phytosterin; Dotriakontan; Palmitin-, Stearinsäure u.a.
Anwendungsbeispiel: 2 - 4 g pro 150 ml als Aufguss (10 Minuten ziehen lassen, dann abfiltrieren), bis zu 3 Tassen frisch zubereitet während den Mahlzeiten trinken oder als Urtinktur

Addendum: Eine erfolgreiche Behandlung der Dysmenorrhoe, von Unterleibsentzündungen und der Harninkontinenz ist beschrieben, der Wirkungsmechanismus aber unklar.
Zur äußerlichen Anwendung werden Umschläge und Spülungen mit einem mittleren Drogengehalt von 10% verwendet.

Frühlingsadonisröschen
Adonis vernalis

25 bis 45 cm hohe, gelb blühende Pflanze, die in Europa bis Sibirien heimisch ist.

Indikationen
Herzinsuffizienz
(Herzschwäche)
Angina pectoris
(anfallsartiger Schmerz bei erkrankten Herzkranzgefäßen)
funktionelle Herzbeschwerden
(ohne körperlichen Befund)
chron. Niereninsuffizienz
(Nierenschwäche)

gesicherte Wirkungen
positiv inotrope
(Steigerung der Schlagkraft des Herzens ohne Frequenzerhöhung)
negativ chronotrope
(Herzfrequenz senkend)
diuretische
(die Harnausscheidung verstärkend)
sedierende
(beruhigende)

mögliche Wirkung
koronargefäßerweiternde
(herzkranzgefäßerweiternde)

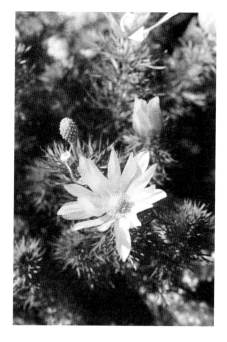

Droge: das Kraut
Inhaltsstoffe: zahlreiche Cardenolidglykoside vom Typ der Strophanthidinglykoside wie Adonidosid und Adonivernosid; Flavonglykoside; Adonisvernidase; Adonit; Adonit-, Zitronen-, Kaffee-, Chlorogensäure; Harz; Fett; Cholin; Phytosterin; Eiweiß; Pentosane; Dimethoxychinon; Palmitin-, Leinölsäure u.a.
Anwendungsbeispiel: Maximale Einzeldosis 1 g pulverisierte Droge (standardisiert auf 0,2% Cymarin), maximale Tagesdosis: 3 g standardisierte Droge oder als Urtinktur

Addendum: Die Droge wirkt milder als Digitalis und weniger kumulierend. Als Nebenwirkungen wurden Reizungen im Magen-Darm-Kanal beobachtet.
In **toxischen Dosen** treten Herzrhythmusstörungen, Blutdruckabfall, Anurie, **Herzversagen und Atemlähmung** auf.
Die Droge wirkt als Antagonist einiger zentral angreifender, krampferregender Mittel, z.B. Kokain, Pikrotoxin u.a.

Großer Galgant
Alpinia galanga

Pflanze mit knolligem Wurzelstock und über 2 m langen, blatttragenden Sprossen, die in Indien, auf Ceylon, Java, Sumatra und den Molukken heimisch ist.

Indikationen
Kachexie
(krankhafter Gewichtsverlust)
Dyspepsie
(Reizmagen/Verdauungsbeschwerden wie: Magenschmerzen/Völlegefühl)
Hypertonie
(Bluthochdruck)

gesicherte Wirkungen
verdauungssaftanregende
appetitanregende
tonisierende
(die Spannkraft hebende/ muskelanspannende)
blutdrucksenkende

mögliche Wirkungen
blutzuckersenkende
keimhemmende
laktagoge
(die Milchdrüsen anregende)

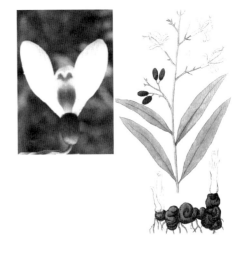

Droge: der Wurzelstock
Inhaltsstoffe: Eugenol, Cineol-D-pinen und Cadinen; Bassorin; Galangin; Kämpferid; Galanginmethyläther; Galangol; Stärke; Harz; Phlobaphen; Fett; Wachs u.a.
Anwendungsbeispiel: 1 g pro 150 ml als Aufguss, 3 Tassen pro Tag während der Mahlzeiten oder als Mazerat in kaltem Wasser (30 Minuten ziehen lassen) und dann kurz aufkochen oder als Urtinktur

Addendum: In geringen Dosen wirkt die Droge atemanregend, in höheren Dosen dagegen lähmend auf das ZNS einschließlich des Atemzentrums.
Die Wirkintensität des artverwandten kleinen Galgants, Alpinia officinarum, ist schwächer, da der Wirkstoffgehalt geringer ist.

Gänsefingerkraut
Potentilla anserina

Bis 80 cm hohe, kriechende, zweiachsige, gelb blühende Staude, die fast auf der ganzen Nordhemisphäre und in Chile vorkommt.

Indikationen
Enterokolitis
(Darmentzündung)
Gastroenteritis
(Magen-Darmentzündung)
Diarrhoe
(Durchfall)
abdominelle Schmerzen
(Bauchschmerzen)

gesicherte Wirkungen
adstringierende
(zusammenziehende)
spasmolytische
(krampflösende)

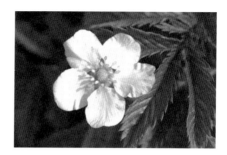

Droge: die Blätter und Blüten
Inhaltsstoffe: bis 10% Ellagengerbstoffe; Myricetin; Querzitrin; Querzetin; Leukodelphinidin; ß-Sitosterin; Histidin; Cholin; Glykokollbetain; Tormentosid u.a.
Anwendungsbeispiel: 2 g pro 150 ml als Aufguss, 2 Tassen pro Tag zwischen den Mahlzeiten oder als Urtinktur

Addendum: Die äußerliche Anwendung zum Gurgeln bei Entzündungen im Rachen ist beschrieben.
Siehe Blutwurz.

Javanische Gelbwurzel
Curcuma xanthorrhiza

Niedrige, gelb blühende Pflanze mit knolligem Wurzelstock, die in den Wäldern des tropischen Südasiens heimisch ist und in Südchina, auf den vorderindischen und den ozeanischen Inseln kultiviert wird.

Indikationen
Cholangio-/Cholezystopathie
(Erkrankung der Gallengänge/Reizgallenblase)
Hepatopathie
(Unbestimmte Leberstörung)
Dyspepsie
(Reizmagen/Verdauungsbeschwerden wie: Magenschmerzen/Völlegefühl)

gesicherte Wirkungen
cholagoge
(gallentreibende)
choleretische
(den Gallenfluss fördernde)
cholekinetische
(die Entleerung der Gallenblase fördernde)

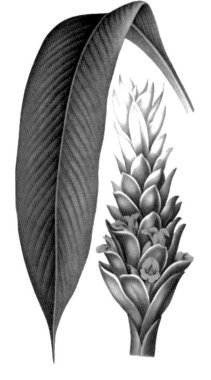

Droge: der Wurzelstock
Inhaltsstoffe: bis 8% äther. Öl mit L-Cycloisoprenmyrcen, p-Tolylmethylcarbinol, D-Campher, alpha-Phellandren, Borneol, Cineol, Zingiberen, Zingiberol, Turmeron, Atlanton; Curcuminderivate; Xanthorrhizol; Stärke; fettes Öl; Gummi; Calciumoxalat u.a.
Anwendungsbeispiel: 0,5 - 1 g pulverisierte Droge als Aufguss (5 Minuten ziehen lassen). Bis zu 3 Tassen zwischen den Mahlzeiten oder als Urtinktur

Addendum: Die erfolgreiche Behandlung bei Gallensteinen beruht auf dem großen Auflösungsvermögen des ätherischen Öls. In höheren Dosen ruft die Droge Reizwirkungen auf die Magenschleimhaut hervor.
Die artverwandte lange Gelbwurz, Curcuma longa, enthält außerdem noch einen Bestandteil, der den Gallenfluss hemmt, ist daher weniger gallenwirksam und wird als Bestandteil des Curry hauptsächlich zum Würzen verwendet.

Gewürzsumach
Rhus aromatica

Duftender, bis 2,4 m hoher, gelbgrün blühender Strauch, der in Nordamerika heimisch ist, gelegentlich aber auch in Europa kultiviert wird.

Indikationen
Diarrhoe
(Durchfall)
Zystitis
(Blasenentzündung)

gesicherte Wirkungen
adstringierende
(zusammenziehende)
diuretische
(die Harnausscheidung verstärkend)

mögliche Wirkung
blutzuckersenkende

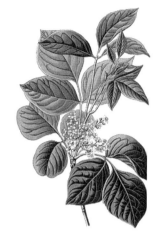

Droge: die Wurzelrinde
Inhaltsstoffe: äther. und fettes Öl; Harz; Wachs; Gallussäure; Gerbstoffe u.a.
Anwendungsbeispiel: Bis zu 10 Tropfen Urtinktur, dreimal täglich

Addendum: Die diuretische Wirkung wird durch das ätherische Öl hervorgerufen.
Die Zweigrinde des Gewürzsumach wird medizinisch ähnlich verwendet.

Ginkgobaum
Ginkgo biloba

30 bis 40 m hoher Baum mit charakteristischen fächerförmigen Blättern, der in China und Südafrika heimisch ist.

Indikation
Durchblutungsstörungen

gesicherte Wirkungen
vasodilatatorische
(Blutgefäß erweiternde)
durchblutungssteigernde

mögliche Wirkungen
analgetische
(schmerzstillende)
spasmolytische
(krampflösende)
bakteriostatische
(Wachstum von Bakterien hemmende)

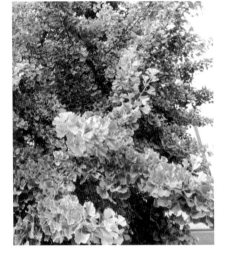

Droge: die Blätter
Inhaltsstoffe: Flavonoide (Kämpferol-, Querzetin-, Acosanolderivate u.a.); Linolen-, China-, Shikimi-, Hydroginkgolsäure; Terpenderivate; ß-Sitosterin; Catechinderivate; äther. und fettes Öl; Wachse; Pentosane; Harz u.a.
Anwendungsbeispiel: 3 – 6 g getrocknete Droge als Aufguss. Studien zeigen eine gute Wirkung mit 240 mg pro Tag mit Fertigpräparaten oder als Urtinktur

Addendum: Früchte und Samen des Ginkgobaumes besitzen möglicherweise eine auswurffördernde und sedierende Wirkung, die gerösteten Samen vermutlich eine verdauungsfördernde und vermifuge Wirkung.

Ginseng
Panax Ginseng

30 bis 60 cm hohe, weißgrünlich blühende Pflanze, die in Ostasien wild wächst oder kulturell angebaut wird.

Indikationen
Kachexie
(krankhafter Gewichtsverlust)
Neurasthenie
(Nervenschwäche)
Leistungsabfall
in der Geriatrie additiv
(in der Altersmedizin ergänzend)

gesicherte Wirkungen
zentral stimulierende
(anregende, belebende)
vitalisierende
(belebend)

mögliche Wirkungen
gonadotrope
(die Keimdrüsen stimulierende)
cholesterinsenkende
(Blutfettwerte senkende)
antikanzerogene
(das Krebsrisiko senkend)

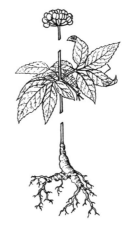

Pearson Scott Foresman

Droge: die Wurzel
Inhaltsstoffe: Saponine (Panaxoside); Ginsenoside; Panaxynol; ß-Sitosterin; äther. und fettes Öl; organische Säuren; Peptide; Pantothensäure; Biotin; Vitamin B1, B2 und B12; Nicotinsäure; Cholin; Mg; Cu; Co; As; Schwefel u.a.
Anwendungsbeispiel: 1 bis 2 g getrocknete Droge pro 150 ml Wasser als Abkochung. Maximale Tagesdosis: 9 g oder als Urtinktur

Addendum: Die Bestandteilzusammensetzung der Droge bzw. ihre Wirkungen werden zur Zeit noch genauer wissenschaftlich untersucht. Nach Applikation ist das Auftreten paradoxer Reaktionen mit Blutdruckabfall und Sedierung beschrieben. In hohen Dosen wurden Diarrhoe, Dyssomnie, Erregungszustände, Hypertonie und Hauteruptionen beobachtet. Trocknung nach vorheriger Wasserdampfbehandlung bewirkt die Rotfärbung des sogenannten "roten Ginseng". Beim Trocknen an der Sonne oder bei erhöhten Temperaturen löst sich beim sogenannten "weißen Ginseng" die äußerste Korkschicht ab. Der in Nordamerika heimische amerikanische Ginseng, Panax quinquefolium, enthält eine andere Wirkstoffzusammensetzung.

Färberginster
Genista tinctoria

30 cm bis 2 m hohe, goldgelb blühende Pflanze, die in Eurasien bis in eine Höhe von 1800 m vorkommt.

Indikationen
Obstipation
(Verstopfung, Darmträgheit)
Ödeme
(Schwellung – Lymph-Ansammlung)
Zystitis/Nephropathie
(Blasenentzündung/nicht entzündliche, z.B. toxische oder erbliche Nierenschädigungen)

gesicherte Wirkungen
abführende
diuretische
(die Harnausscheidung verstärkend)

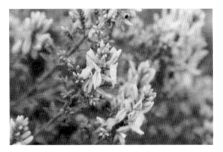

Droge: die blühenden Zweigspitzen
Inhaltsstoffe: etwa 0,3% Alkaloide (Anagyrin, Cytisinderivate, Lupanin, Isospartein, Tinctorin u.a.); Luteolin; Genistein; Genistin; äther. Öl; Zucker; Wachs; Gerbstoffe; Schleim u.a.
Anwendungsbeispiel: 4 Tropfen Urtinktur in Wasser, bis dreimal täglich

Addendum: In höheren Dosen wirkt die Droge erregend auf das ZNS, in hohen Dosen lähmend. Einige Alkaloidbestandteile besitzen eine halluzinogene Wirkung. Eine erfolgreiche Behandlung der Migräne mit Cytisinnitrat ist beschrieben.

Goldrute
Solidago virgaurea

7 cm bis 1 m hohe, gelb blühende Pflanze, die in Eurasien, Nordafrika und Nordamerika bis in eine Höhe von 2800 m vorkommt.

Indikationen
Nephropathie
(nicht entzündliche, z.B. toxische oder erbliche Nierenschädigungen)
Ödeme
(Schwellung – Lymph-Ansammlung)
Zystitis
(Blasenentzündung)
Enteritis/Diarrhoe
(Dünndarmentzündung/Durchfall)

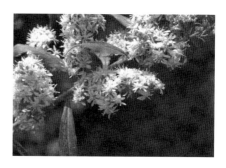

gesicherte Wirkungen
diuretische
(die Harnausscheidung verstärkend)
adstringierende
(zusammenziehende)

mögliche Wirkung
blutharnsäuresenkende

Droge: das Kraut
Inhaltsstoffe: Catechingerbstoffe; äther. Öl; Saponin; Querzetin; Querzitrinderivate; Rutin; Astragalin; Kaffee-, Chlorogen-, Hydroxyzimt-, Chinasäure u.a.
Anwendungsbeispiel: 3 - 5 g getrocknete Droge pro 150 ml Wasser als Aufguss (15 Minuten ziehen lassen, dann abfiltrieren), bis 4 mal täglich zwischen den Mahlzeiten. Maximale Tagesdosis: 12 g oder als Urtinktur

Addendum: Die Droge wirkt kräftig diuretisch. Mit stärkeren Verdünnungen eines Solidagoextraktes konnten Diuresesteigerungen bis 200%, mit homöopathischer Urtinktur eine Diuresesteigerung bis 400% erzielt werden. Die diuretische Wirkung beruht auf dem Saponingehalt. Die Ausscheidung harnpflichtiger Stoffe wird dadurch gesteigert. Solidagoextrakt vermindert die Permeabilität der Gefäßwände und bewirkt eine Erhöhung der Gefäßresistenz.
In höheren Dosen ruft die Droge Nierenreizung und Hämolyse hervor.
Die äußerliche Anwendung bei schlecht heilenden Wunden sowie die Verwendung zum Gurgeln bei Entzündungen im Rachen ist beschrieben.

Grindelia
Grindelia-Arten

Bis 1 m hohe, gelb blühende Pflanzen, die in Nordamerika heimisch sind (Grindelia robusta, G. squarrosa, G. camporum, G. humilis).

Indikationen
Bronchitis/Asthma bronchiale
(Entzündung der Atemwege/chronische Entzündung der Atemwege)
abdominelle Schmerzen
(Bauchschmerzen)

gesicherte Wirkungen
auswurffördernde
spasmolytische
(krampflösende)

mögliche Wirkung
antikanzerogene
(das Krebsrisiko senkende)

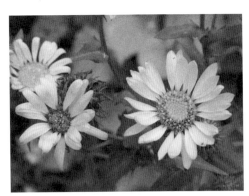

Droge: die blühenden Zweigspitzen und die Blätter
Inhaltsstoffe: etwa 20% Harz mit Grindeliasäurederivaten; Matricarianolderivate; Acetylenverbindungen; äther. Öl; Tannin; Saponine; Bitterstoffe; p-Oxybenzoesäure u.a.
Anwendungsbeispiel: mittlere Einzeldosis per os 2 g der pulverisierten Droge

Addendum: Große Dosen können Nierenreizung und Gastritis hervorrufen.

Hagebutte
Rosa canina

1 bis 3 m hoher, weiß bis hellrosa blühender Strauch, der in Europa heimisch ist.

Indikationen
Dysenterie
(durch Bakterien, Viren oder Parasiten ausgelöste Entzündung des Darms)
Zystitis/Urethritis
(Blasenentzündung/Harnröhrenentzündung)
Vitamin C-Hypovitaminose
(Vitamin – C Mangel)

gesicherte Wirkungen
mild adstringierende
(mild zusammenziehende)
gering diuretische
(die Harnausscheidung gering verstärkende)
leicht abführende
schmerzlindernde
Rheuma und Arthrose

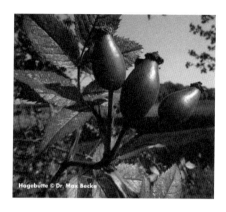

Hagebutte © Dr. Max Becker

mögliche Wirkungen
blutzuckersenkende
spasmolytische (krampflösende)
vermifuge (gegen Würmer)
cholesterinsenkende
durchblutungsfördernde
fiebersenkende

Droge: die Scheinfrucht
Inhaltsstoffe: Äther. und fettes Öl; etwa 11 % Pektine; Zucker; organische Säuren; Gerbstoffe; Eisen; Mangan; Vitamin A, B1, B2, C, K, P; Nicotinsäureamid; Tokopherole; Carotinoide; Betulin u.a.
Anwendungsbeispiel: Bis zu 10 g pulverisierte Droge morgens zusammen mit 500 ml Wasser (bei Durchfallneigung 50 ml Wasser) oder als Fertigpräparat (siehe Ende des Buchs, S.224)

Addendum: Der Vitamin C-Gehalt der Scheinfrucht beträgt etwa 1,7 g/100 g. Die eigentlichen Früchte, die Hagebuttensamen, wirken vermutlich stärker diuretisch, während die Blüten und Blätter der Pflanze eher eine laxierende Wirkung besitzen.

Hamamelis/Virginianischer Zauberstrauch
Hamamelis virginiana

Bis 7 m hoher, goldgelb blühender Strauch, der im östlichen Nordamerika heimisch ist.

Indikationen
Dysenterie
(durch Bakterien, Viren oder Parasiten
ausgelöste Entzündung des Darmes)
Diarrhoe
(Durchfall)
Hämorrhagien
(Blutungen)

gesicherte Wirkungen
adstringierende
(zusammenziehende)
keimhemmende

mögliche Wirkungen
tonisierende (die Spannkraft
hebende/muskelanspannende)
vasokonstriktorische (gefäßverengende)

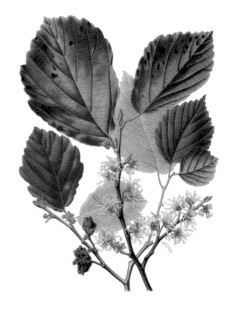

Droge: die Blätter
Inhaltsstoffe: etwa 8% Hamamelitannin; freie Gallussäure; freie Hamamelose; Cholin; Saponine; Chinasäure; Hamamelin; Hamamelidin; äther. Öl; Myricetinderivate; Querzetinderivate; Kämpferolderivate; Leukodelphinidin; Leukocyanidin; Ionon; Safrol; Sesquiterpen u.a.
Anwendungsbeispiel: Zubereitungen entsprechend 1 g getrockneter Droge (Tagesdosis) oder als Urtinktur

Addendum: Anstelle der Droge werden oft auch die Blätter des Haselnussstrauches, Corylus avellana, verwendet, die ähnliche Wirkstoffe enthalten sollen.
Hamamelisextrakt scheint auch einen Einfluss auf die Zirkulation des venösen Blutsystems zu besitzen. Über eine erfolgreiche Behandlung von Varizen, Hämorrhoiden, Ulzera und der Phlebitis wurde berichtet.
In höheren Dosen ruft die Droge Blutdruckabfall, Oligurie, Tachypnoe und Ileus hervor.
Äußerlich angewendet besitzt die Droge eine ausgeprägte wundheilungsfördernde Wirkung.
Die Hamamelisrinde wird medizinisch ähnlich verwendet.

Hauhechel
Ononis spinosa

10 bis 80 cm hohe, hell- bis purpurrot oder violett blühende Pflanze, die in Eurasien und Nordamerika vorkommt.

Indikationen
Ödeme
(Schwellung – Lymph-Ansammlung)
Nephropathie
(nicht entzündliche, z.B. toxische oder erbliche Nierenschädigungen)
Zystitis
(Blasenentzündung)

gesicherte Wirkung
diuretische
(die Harnausscheidung verstärkend)

mögliche Wirkung
blutharnsäuresenkende

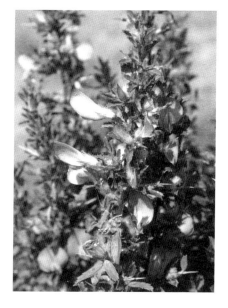

Droge: die Wurzel
Inhaltsstoffe: äther. und fettes Öl; Ononin; alpha-Onocerin; Trifolirhizin; Gummi; Eiweiß; Stärke; Harz; Gerbstoffe; Sitosterin; Stigmasterin; Cholesterin; Cycloartenolderivate u.a.
Anwendungsbeispiel: 1,5 g pro 150 ml Wasser als Aufguss, bis 6 g pro Tag mit ausreichend Flüssigkeit oder als Urtinktur

Addendum: Die Droge sollte nicht als Abkochung verordnet werden, da in der Abkochung möglicherweise Stoffe mit diuresehemmender Wirkung entstehen.
In hohen Dosen verursacht die Droge vermutlich eine Hämolyse.

Heidelbeere
Vaccinium myrtillus

20 bis 60 cm hohe, hell blühende, zur Fruchtzeit blauschwarze Beeren bildende Pflanze, die in Mittel- und Nordeuropa, in Nordasien und Nordamerika vorkommt.

Indikationen
Enteritis
(Entzündung des Dünndarms)
bei Diabetes mellitus additiv
(bei Zuckerkrankheit ergänzend)

gesicherte Wirkungen
adstringierende
(zusammenziehende)
gering blutzuckersenkende

mögliche Wirkung
fungizide
(Pilze oder ihre Sporen abtötende)

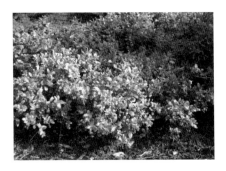

Droge: die Blätter
Inhaltsstoffe: Querzetinderivate; Hyperosid; Astragalin; Kaffee-, Chlorogen-, Oleanol-, Ursol-, China-, Benzol-, Äpfel-, Bernstein-, Wein-, Oxal-, Zitronensäure; Monotropein; Asperulosid; ß-Amyrin; Nonacosan; Gerbstoff; Mangan; Ceryl- und Triterpenalkohol u.a.
Anwendungsbeispiel: Frische oder getrocknete Heidelbeeren oder 4 Tropfen Urtinktur in Wasser, bis dreimal täglich

Addendum: Die Droge nur über einen begrenzten Zeitraum verwenden: Bei längerer Anwendung **chronische Vergiftungserscheinungen** wie Gewichtsabnahme, Anämie (Methämoglobinbildung), Ikterus usw.
In hohen Dosen wirkt die Droge zunächst zentral erregend, dann hemmend auf das ZNS.
Die getrockneten Früchte finden aufgrund ihrer adstringierenden und antiseptischen Wirkung bei Diarrhoen und Fäulnisdyspepsien Verwendung (5 g pro Tasse als Abkochung, 4 bis 6 Tassen pro Tag), äußerlich bei Ekzemen und Zahnfleischerkrankungen.
Die Blätter der artverwandten Preiselbeere, Vaccinium vitisidea, enthalten vor allem harndesinfizierende Bestandteile und werden medizinisch bei Infektionen der ableitenden Harnwege verwendet.
Cave: größere Mengen sind toxisch!

Herbstzeitlose
Colchicum autumnale

10 bis 40 cm hohe, hell bis lila blühende Pflanze, die in Eurasien und Nordafrika vorkommt.

Indikationen
akuter Gichtanfall
Lymphome/Leukämien
(Lymphknotenvergrößerungen/ stark vermehrte Bildung von weißen Blutzellen)
allergischer Schock/Allergien
(Immunreaktion des Körpers auf nicht-infektiöse Fremdstoffe)
therapieresistenter Pruritus
(Juckreiz)

gesicherte Wirkungen
blutharnsäuresenkende
antiallergische
zytostatische
(das Wachstum von Zellen hemmend)

mögliche Wirkungen
sympathikomimetische
(Verstärkung des Sympathikusnervensystems)
NNR- stimulierende
(die Nebennierenrinde anregende, belebende)

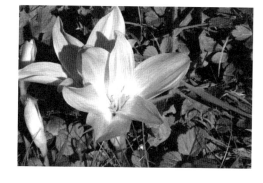

Droge: die Samen
Inhaltsstoffe: etwa 1% Alkaloide, hauptsächlich Colchicin; bis 17% fettes Öl; Zucker; Phytosterol u.a.
Anwendungsbeispiel: Die Droge wird nicht mehr zur Therapie eingesetzt, heute wird beim akuten Gichtanfall die Leitsubstanz Colchicin verwendet. Bei Allergien: 60 g pro Liter Wein 10 Tage lang einweichen, dann abfiltrieren. 1 bis 2 Teelöffel abends vor dem Schlafengehen oder als homöopathische Verdünnung

Addendum: Die Droge eignet sich nicht zur Langzeittherapie der Gicht. Der Wirkungsmechanismus der Antigichtwirkung ist noch nicht bekannt.
Die Droge ruft in höheren Dosen Übelkeit, Erbrechen, blutige Diarrhoen, Hämorrhagien und eine Lähmung des Vasomotoren- und des Atemzentrums hervor. Die letale Dosis liegt bei etwa 0,02 g Colchicin entsprechend 5 g Samen.
Zur parenteralen Therapie von Malignomen hat sich das Nebenalkaloid Demecolcin besser bewährt als Colchicin, da es 30- bis 40mal weniger toxisch ist.
Die lokale Anwendung der Droge bei Hautkanzerosen ist beschrieben.

Herzgespann
Leonurus cardiaca

0,6 bis 1,5 m hohe, rosa blühende Pflanze, die in Eurasien und Nordamerika vorkommt.

Indikationen
Neurasthenie
(Nervenschwäche)
Hypertonie
(Bluthochdruck)
abdominelle Schmerzen
(Bauchschmerzen)
Dysmenorrhoe
(Regelschmerzen)

gesicherte Wirkungen
spasmolytische
(krampflösende)
blutdrucksenkende
sedierende
(beruhigende)
emmenagoge
(die Monatsblutung anregende)

mögliche Wirkungen
adstringierende
(zusammenziehende)
auswurffördernde

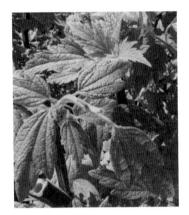

Droge: das Kraut
Inhaltsstoffe: Bufenolidderivate; Alkaloide; Leonurin; Gerbstoffe; Zucker; Wachs; Harz; Cholin; Äpfel-, Zitronen-, Wein-, Ursol-, Oleanolsäure; äther. Öl; Vitamin A und C u.a.
Anwendungsbeispiel: 4,5 g pulverisierte Droge als Aufguss in 3 Portionen (Tagesdosis) oder als Urtinktur

Addendum: Über eine erfolgreiche Behandlung epileptischer Anfälle mit der Droge wurde berichtet.

Hirtentäschel
Capsella bursa-pastoris

Bis 50 cm hohe, weiß blühende, charakteristische, dreieckige, verkehrt herzförmige Schötchen bildende, schwach unangenehm riechende Pflanze, die ubiquitär verbreitet ist.

Indikationen
Menorrhagie/Metrorrhagie
(verlängerte Monatsblutungsdauer/ azyklische Regelblutung)
Hämorrhagien der Harnwege
(Blutungen der Harnwege)

gesicherte Wirkungen
blutgerinnungsfördernde
uteruskontrahierende
(Gebärmutter zusammenziehende)
blutdrucksenkende

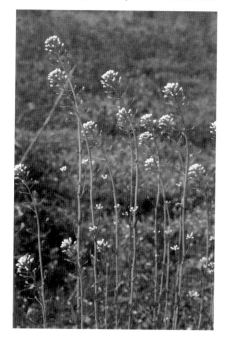

Droge: das Kraut
Inhaltsstoffe: Cholin; Prolin; Acetylcholin; Tyramin; Histamin; Diosmin; Gerbstoff; äther. Öl; Harz; Vitamin C; Sorbit; Mannit; Adonit; Inosit; Oxal-, Wein-, Äpfel-, Brenztrauben-, Fumar-, Protocatechu-, Zitronen-, Sulfanilsäure; Saponine; Alkaloide; Flavonoide u.a.
Anwendungsbeispiel: 4 Tropfen Urtinktur in Wasser, bis dreimal täglich

Addendum: Der Wirkungsmechanismus der Droge im Einzelnen ist noch nicht geklärt, der periphere Wirkungsmechanismus ähnelt dem von Secale. Eventuell könnte auch der auf der Pflanze schmarotzende Pilz, Cystopus candidus, an der Wirkung mitbeteiligt sein.
Wegen ihrer Ungleichheit ist die Droge ein relativ unzuverlässiges Hämostyptikum.
Die äußerliche Anwendung bei blutenden Wunden ist beschrieben.

Holunder
Sambucus nigra

7 bis 12 m hoher, meist baumartiger, gelblich-weiß blühender, zur Fruchtzeit kleine schwarzviolette Steinfrüchte bildender Strauch, der in Eurasien ubiquitär vorkommt.

Indikation
Obstipation
(Verstopfung, Darmträgheit)

gesicherte Wirkung
abführende

mögliche Wirkungen
diaphoretische
(schweißtreibende)
diuretische
(die Harnausscheidung verstärkend)

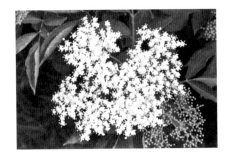

Droge: die Beeren
Inhaltsstoffe: Rutin; Isoquerzitrin; Sambucin; Anthocyanglykoside; organische Säuren; Bitterstoffe; Pektin; Tyrosin; etwa 3% Gerbstoff; äther. Öl; Vitamin A, B1, B2, B6 und C; Nicotinsäure und -amid; Pantothensäure; Folsäure; Biotin u.a.
Anwendungsbeispiel: 4 Tropfen Urtinktur in Wasser, bis dreimal täglich oder Holunderblütentee

Addendum: Die Verwendung der getrockneten Beeren bei Erkältungskrankheiten ist beschrieben, ebenso der Infus von Blüten (sogenannter Fliedertee).
Der ausgepresste Saft frischer Beeren soll bei Neuralgien Linderung verschaffen.
Der Genuss frischer roher Beeren ruft Magenschmerzen, Erbrechen und Schüttelfrost hervor. Durch den Genuss unreifer Beeren wäre im Prinzip eine Blausäurevergiftung möglich.
Die getrocknete Wurzel des artverwandten Zwergholunders, Sambucus ebulus, ist als mildes Diuretikum, Diaphoretikum und Laxans beschrieben (2,5 g pro Tasse als Abkochung).

Hopfen
Humulus lupulus

3 bis 6 m hohes, rechtswindendes Schlingengewächs, das vorwiegend in Europa und Russland angebaut wird.

Indikationen
nervöse Störungen
(Störungen, die mit verändertem seelischem Befinden einhergehen)
Dyssomnie
(Schlafstörung)
klimakterische Beschwerden
(Wecheljahrsbeschwerden)

gesicherte Wirkungen
sedierende
(beruhigende)
östrogene
(die weiblichen Sexualhormone betreffende)
keimhemmende

mögliche Wirkungen
schwach hypnotische
(schläfrig machende)
diuretische
(die Harnausscheidung verstärkend)
tonisierende
(die Spannkraft hebende/muskelanspannende)

Droge: die weiblichen Blütenstände
Inhaltsstoffe: bis 30% Harz; Humulonderivate; Lupulonderivate; äther. Öl; Gerbstoffe; Kämpferolderivate; Querzetinderivate; Wachs; Aminosäuren; Zucker; Pektine; organische Säuren; Cholin; Fettsäuren; Trimethylamin u.a.
Anwendungsbeispiel: Einzeldosis 0,5 – 1 g getrocknete Droge pro 150 ml Wasser als Aufguss per 150 ml (10 -15 Minuten ziehen lassen, dann abfiltrieren). 2 – 3 Tassen vor dem Schlafen gehen (frisch zubereitet) oder als Urtinktur

Addendum: Beim gesunden Menschen tritt die sedierende und hypnotische Wirkung der Droge weniger zutage.
Die äußerliche Anwendung zur Behandlung infizierter Wunden ist beschrieben.
Die von den Fruchtständen abgeschlagenen und abgesiebten Drüsenhaare werden ebenfalls medizinisch verwendet.

Huflattich
Tussilago farfara

15 bis 30 cm hohe, goldgelb bis braunorange blühende, bis 1,8 m lange, kriechende Wandersprossen bildende Pflanze, die ubiquitär in warmgemäßigten Klimazonen vorkommt.

Indikationen
Bronchitis
(Entzündung der größeren verzweigten Atemwege – der Bronchien)
Tracheitis/Laryngitis
(Entzündung der Luftröhrenschleimhaut/ Kehlkopfentzündung)
Zystitis/Urethritis
(Blasenentzündung/Harnröhrenentzündung)

gesicherte Wirkungen
reizmildernde
adstringierende
(zusammenziehende)

mögliche Wirkungen
auswurffördernde
spasmolytische
(krampflösende)
keimhemmende

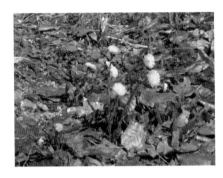

Droge: die Blätter
Inhaltsstoffe: äther. Öl; bis 17% Gerbstoffe; etwa 8% Schleimstoffe; Inulin; Glykoside; Bitterstoffe; organische Säuren; Cholin; Paraffine; Sterinderivate u.a.
Anwendungsbeispiel: 1,5 – 2,5 g pro 150 ml Wasser als Aufguss. Maximal 6 g Droge pro Tag. Die Behandlung ist auf 4 – 6 Wochen limitiert. Die Tagesdosis sollte nicht mehr als 10 µg Pyrrolizidinalkaloide enthalten oder als Urtinktur

Addendum: Die Droge wird äußerlich zu Umschlägen und als Gurgelmittel verwendet.
Die Huflattichblüten sollen eine aphrodisierende, zentral stimulierende und harndesinfizierende Wirkung besitzen.

Hunteria
Hunteria eburnea

Strauch oder bis 40 m hoher Baum, der in den tropischen Wäldern Westafrikas vorkommt.

Indikationen
Hypertonie
(Bluthochdruck)
Hyperlipidämie
(vermehrter Fettgehalt im Blut)

gesicherte Wirkungen
blutdrucksenkende
blutlipidsenkende
(Blutfett senkende)
atemanregende

mögliche Wirkung
negativ chronotrope
(Herzfrequenz senkend)

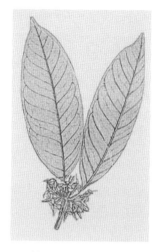

Hunteria umbellata

Droge: die Rinde
Inhaltsstoffe: Akuammicin-methochlorid; Burnamicin; Hunterin; Deacetylpicralin; Eburnamonin; Eburnamin; Isoeburnamin; Hunterburninderivate; Pleiocarpinderivate u.a.
Anwendungsbeispiel: 4 Tropfen Urtinktur in Wasser, zweimal täglich

Addendum: Burnamicin scheint mit Yohimbin strukturverwandt zu sein, der Bestandteil Eburnamonin mit Vincamin.
Die Gesamtalkaloide beeinflussen den Kreislauf ähnlich wie die Rauwolfia-Alkaloide, doch hält die Wirkung länger an. Der blutdrucksenkende Effekt wird vor allem durch das Akuammin hervorgerufen.
Die Verwendung der Droge in der Geriatrie wird diskutiert. Außerdem wurde eine Beeinflussung von **Hyperpigmentationen** beobachtet, so dass ein Behandlungsversuch unternommen werden kann.
Die Hunteriawurzel wird ebenfalls medizinisch verwendet.

Immergrün
Vinca minor

Kleiner, niederliegender, hell blühender Halbstrauch mit kriechendem Wurzelstock, der in Eurasien heimisch ist.

Indikationen
Hypertonie
(Bluthochdruck)
Kopfschmerzen/ Migräne
(Kopfschmerzattacken)
Durchblutungsstörungen
Angina pectoris
(anfallsartiger Schmerz bei erkrankten Herzkranzgefäßen)
M. Menière
(Erkrankung des Innenohres)

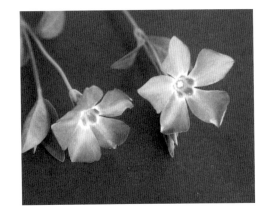

gesicherte Wirkungen
blutdrucksenkende
sympatholytische
(den Sympathikus blockierende und damit die Gefäße erweiternde)
sedierende (beruhigende)
lokalanästhetische
(örtlich betäubende und juckreizstillende)
negativ chronotrope
(Herzfrequenz reduzierend)
positiv inotrope
(Steigerung der Schlagkraft des Herzens ohne Frequenzerhöhung)

mögliche Wirkungen
adstringierende
(zusammenziehende)
blutzuckersenkende
antikanzerogene
(das Krebsrisiko senkende)

Droge: die Blätter
Inhaltsstoffe: Alkaloide (Gesamtgehalt weniger als 1 %): Vincaminderivate, Eburnaminderivate, Quebrachaminderivate, Minovinderivate u.a.; organische Säuren; Glucoside; Gerbstoffe; ß-Sitosterol; Carotin; Zucker; Querzetinderivate u.a.
Anwendungsbeispiel: 3 Tropfen Urtinktur in Wasser, bis dreimal täglich

Addendum: Die sympatholytische Wirkung des Hauptalkaloids Vincamin äußert sich vor allem in einer vasodilatatorischen und spasmolytischen Wirkung, die besonders bei Gefäßspasmen zum Tragen kommt.
Eine selektive Therapie mit dem isolierten Vincamin ist heute möglich. Vorsicht bei bradykarden Rhythmusstörungen.
Parenteral appliziert senkt Vincamin den Blutzuckerspiegel. Die isolierten Alkaloidbestandteile Vinblastin und Vincristin sind sehr wirksame Zytostatika.
Die äußerliche Anwendung der Droge bei schlecht heilenden Wunden ist beschrieben.

Irländisches Moos
Carrageen

Die rötlichen Meeresalgen Chondrus crispus und Gigartina mamillosa, die an der Küste des Atlantischen Ozeans von Norwegen bis Gibraltar vorkommen.

Indikationen
Bronchitis/Reizhusten
(Entzündung der größeren verzweigten
Atemwege – der Bronchien)
Enteritis/Dysenterie
(Entzündung des Darms, im engeren Sinne des
Dünndarms/durch Bakterien, Viren oder Parasiten
ausgelöste Entzündung des Darmes)
Anorexie
(Appetitlosigkeit)

gesicherte Wirkungen
reizmildernde
abführende
antikoagulierende
(blutgerinnungshemmend)

mögliche Wirkungen
auswurffördernde
stärkende

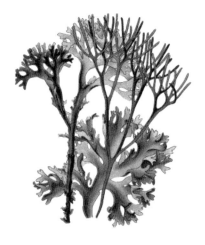

Droge: die Thalli
Inhaltsstoffe: bis 80% Schleim; verschiedene Polysaccharide (Carrageenane); Floridosid; Digeneasid; Proteine; Sterinderivate; Arsen; Mangan; Sulfat; Chlorid u.a.
Anwendungsbeispiel: 1,5 g pro 150 ml Wasser als Abkochung oder als Urtinktur oder Fertigpräparat

Addendum: Die äußerliche Anwendung zu Umschlägen bei Konjunktivitis, Blepharitis u.a. ist beschrieben.

Isländisches Moos
Cetraria islandica

Blattartige, rasenbildende, stets auf der Erde wachsende Strauchflechte, die vorwiegend auf der nördlichen Hemisphäre vorkommt.

Indikationen
chron. Bronchitis/Asthma bronchiale
(chronische Entzündung der Atemwege/ chronische, anfallsartig auftretende Atemwegserkrankung)
bei Lungentuberkulose additiv (ergänzend)
Tracheitis/Laryngitis
(Entzündung der Luftröhrenschleimhaut/ Kehlkopfentzündung)
Zystitis/Nephropathie
(Blasenentzündung/Nierenerkrankungen)
Enteritis
(Entzündung des Dünndarms)
Übelkeit/Erbrechen
Kachexie/Anorexie
(pathologischer Gewichtsverlust/Appetitlosigkeit)

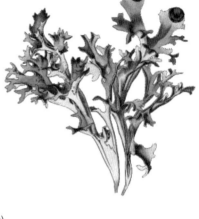

gesicherte Wirkungen
reizmildernde
antiphlogistische (entzündungshemmende)
bakteriostatische (Wachstum von Bakterien hemmende)
tonisierende (die Spannkraft hebende/muskelanspannende)
diuretische (die Harnausscheidung verstärkend)
antivomitive (gegen Brechreiz und Übelkeit wirkend)

mögliche Wirkungen
die Blutbildung anregende
roborierende
(allgemeintherapeutische Maßnahmen, die der Kräftigung dienen)
galaktagoge
(die Milchdrüsen anregende)

Droge: die Thalli
Inhaltsstoffe: Lichenin bzw. Isolichenin; bis 3% Fumarprotocetrarsäure; Zellulose; Hemizellulosen; Lignin; Lichesterinsäurederivate; Umbilicin; äther. Öl; Vitamin A und B1, Jod; Bor; eine tuberkulostatisch wirksame Substanz u.a.
Anwendungsbeispiel: 1,5 g pro 150 ml Wasser als Abkochung. Maximale Tagesdosis 4 – 6 g oder als Urtinktur oder Fertigpräparat

Addendum: Beim Kochen wird die Cetrarsäure zersetzt und die Droge entbittert, so dass ihr die tonischen Eigenschaften verloren gehen und die Droge nur noch durch ihren Schleimgehalt wirkt. Der Bestandteil Protocetrarsäure wirkt in kleinen Dosen antivomitiv, in größeren (0,1 bis 0,2 g) abführend.
Höhere Dosen der Droge sind **toxisch**: Ausfall der Motorik und der Sensibilität, **Tod durch Atemlähmung**.
Die äußerliche Anwendung der Droge bei schlecht heilenden Wunden ist beschrieben.

Gelber Jasmin
Gelsemium sempervirens

Schlingender Strauch mit großen, leuchtend gelben, wohlriechenden Blüten, der in den südlichen Staaten Nordamerikas, in Mexiko und Guatemala heimisch ist.

Indikationen
Neuralgien
(Nervenschmerzen)
Migräne
(Kopfschmerzattacken)
Asthma bronchiale
(chronische, anfallsartig auftretende Atemwegserkrankung)
evtl. bei Lähmungen

gesicherte Wirkungen
zentral stimulierende
(zentral anregende, belebende)
analgesierende
(schmerzreduzierende)

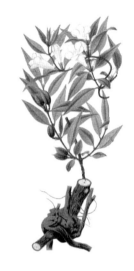

Droge: der Wurzelstock
Inhaltsstoffe: Indolalkaloide (Gelsemin, Gelsemicin, Gelsidin, Gelsevirin, Sempervirin); ß-Methylaesculetin; Ipuranol; n-Pentatriacontan; fettes und äther. Öl; Gerbstoffe u.a.
Anwendungsbeispiel: 3 Tropfen Urtinktur in Wasser, bis dreimal täglich

Addendum: Die therapeutische Dosis liegt sehr nahe der **toxischen**. Bereits geringe Dosen können nach kurzer Latenz zu Vergiftungserscheinungen führen. Sehschwäche, Asthenie und Depressionen sind warnende Anzeichen. In **höheren Dosen** wurden Schwäche, Bradykardie und Bradypnoe beobachtet, nach zwei bis acht Stunden **Tod durch Atemstillstand und Kreislaufversagen**. Die Gelsemium-Alkaloide wirken zunächst erregend auf das Atemzentrum, die Darm- und **Uterusmuskulatur**, in größeren Dosen lähmend; sie rufen Bronchialdilatation, Blutdruckabfall, Mydriasis, Harn- und Stuhlinkontinenz hervor. Das Sempervirin-Alkaloid verursacht strychninartige Krämpfe. Das Gelsemicin ist eines der giftigsten Alkaloide überhaupt.

Schwarze Johannisbeere
Ribes nigrum

Kräftiger, bis 2 m hoher, widerlich riechender, grünlich blühender Strauch, der im europäisch-asiatischen Waldgebiet, in Kanada und in Australien heimisch ist.

Indikationen
Zystitis
(Blasenentzündung)
Enteritis
(Entzündung des Dünndarms)

gesicherte Wirkung
adstringierende
(zusammenziehende)

mögliche Wirkungen
diuretische
(die Harnausscheidung verstärkend)
diaphoretische
(schweißtreibende)
analgesierende
(schmerzreduzierende)

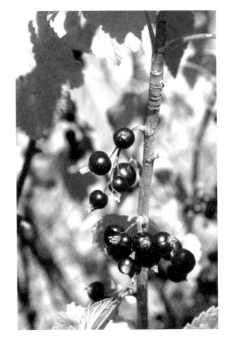

Droge: die Blätter
Inhaltsstoffe: Vitamin C; Rutin; Emulsin; Chinasäure; Zucker; Tannine; Proteine; Flavonoide; äther. Öl mit alpha-Pinen, Myrcen, Octen-1-ol, Caren, Geraniol, Caryophyllen, p- und m-Cymol, Limonen, ß-Ocimen; ß-Phellandren; Linalool; Terpinenol; Methylsalicylat; Humulen u.a.
Anwendungsbeispiel: 25 – 50 g getrocknete Blätter pro 500 ml als Aufguss pro Tag (15 Minuten ziehen lassen) in 3 Portionen vor den Mahlzeiten

Addendum: Die erfolgreiche Behandlung von abdominellen und anderen Schmerzen sowie der Migräne ist beschrieben, und in Russland weitverbreitet, ebenso die äußerliche Anwendung zur Wundbehandlung.
Der Saft frischer, reifer Beeren (auch der der roten Johannisbeere, Ribes rubrum) wirkt viruzid.

Johanniskraut
Hypericum perforatum

Bis 1 m hohe, goldgelb-gefleckt blühende Pflanze, die ubiquitär vorkommt.

Indikationen
Depressionen (seelische Störungen mit Niedergeschlagenheit als Leitsymptom)
Psychosen (schwere seelische Störungen, mit zeitweiligem Verlust des Realitätsbezugs)
Neurasthenie (Nervenschwäche)
Neuralgien (Nervenschmerzen)
Migräne (Kopfschmerzattacken)
Dyssomnie (Schlafstörung)
evtl. auch Zystitis)/Pyelonephritis (Blasenentzündung/Nierenbeckenentzündung)
Enteritis/Colon spasticum (Entzündung des Dünndarms/Reizdarmsyndrom)
abdominelle Schmerzen (Bauchschmerzen)

gesicherte Wirkungen
euphorisierende (stimmungsaufhellende)
zentral sedierende (zentral beruhigende)
spasmolytische (krampflösende)
diuretische (die Harnausscheidung verstärkend)
adstringierende (zusammenziehende)
durchblutungssteigernde
antibiotische (Bakterien abtötende)
vermifuge (gegen Würmer)

mögliche Wirkungen
blutdrucksenkende
antikanzerogene (das Krebsrisiko senkende)
Wechselwirkung mit anderen Medikamenten
Lichtempfindlichkeit bei HIV positiv

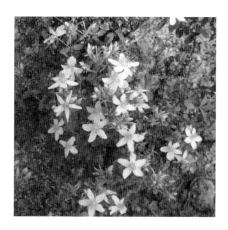

Droge: die blühenden Zweigspitzen
Inhaltsstoffe: äther. Öl mit alpha-Pinen, Cineol, Myrcen, Cadinen, Gurjunen, Isovaleriansäureester; Hyperin; Querzitrin und Iso-; Flavonoide; ein Farbstoffgemisch mit Hypericin und –derivaten; Gerbstoffe; Mannit; Saponine; Nicotinsäureamid; Pektin; ß-Sitosterin; Novoimanin und Imanin; Wachs; Cholin u.a.
Anwendungsbeispiel: täglich: 2 – 4 g getrocknetes Kraut pro 150 ml Wasser als Aufguss oder als Fertigpräparat (siehe Ende des Buchs)
Addendum: Die Droge wirkt sowohl bei echten psychogenen wie bei exogenen Depressionen in therapeutischen Dosen. Es wird dabei ein neurohumoraler Wirkungsmechanismus diskutiert. Zur Behandlung der Oxyuriasis wird das Oleum Hyperici aether. verwendet.
Der Bestandteil Hypericin regt den Speichelfluss an.
Die äußerliche Anwendung der Droge zur Wundbehandlung, bes. bei Brandverletzungen, ist beschrieben.
Bei Tieren kann der Bestandteil Hypericin eine Photosensibilisierung hervorrufen (Hypericismus) mit brandblasenähnlichen Hauterscheinungen, Speichelfluss, Lähmungen, Abstumpfung, Schwanken, Mydriasis und Konjunktivitis.
Bei kleineren Tieren, z.B. Ratten, wurde auch der Tod durch Kollaps und Hämolyse beobachtet.

Kalmus
Acorus calamus

Bis 1,5 m hohe, gelbgrün blühende, einen bis 1,5 m langen, verzweigten, dicken, runden Wurzelstock besitzende Pflanze, die in warmgemäßigten Klimazonen ubiquitär vorkommt.

Indikationen
Dyspepsie
(Reizmagen/Verdauungsbeschwerden wie: Magenschmerzen/Völlegefühl)
abdominelle Schmerzen
(Bauchschmerzen)
nervöse Störungen
(Störungen, die mit verändertem seelischem Befinden einhergehen)
Anorexie/Kachexie
(Appetitlosigkeit/ pathologischer Gewichtsverlust)
evtl. auch Neurasthenie
(Nervenschwäche)

gesicherte Wirkungen
karminative (gegen Blähungen)
verdauungssaftanregende
spasmolytische (krampflösende)
sedierende (beruhigende)
analgesierende (schmerzreduzierende)

mögliche Wirkungen
auswurffördernde
antihelmintische (wurmabtötende)
diuretische (die Harnausscheidung verstärkend)
diaphoretische (schweißtreibende)

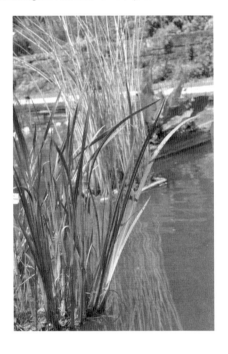

Droge: der Wurzelstock
Inhaltsstoffe: bis 3,5% äther. Öl mit Isaron; 0,2% Acorin; Cholin; Gerbstoff; Stärke; Schleim; Saponin; Aneurin; Vitamin C; Weichharz u.a.
Anwendungsbeispiel: 1 – 1,5 g getrocknete Wurzel pro 150 ml Wasser als Aufguss (3 – 5 Minuten ziehen lassen) während der Mahlzeit trinken, bis dreimal täglich oder kauen oder als Urtinktur

Addendum: In höheren Dosen besitzt die Droge eine emetische Wirkung. Eine antiepileptische Wirkung konnte nicht nachgewiesen werden.
Bei Tieren wurde eine hypotensive und respirationsdepressive Wirkung beobachtet.
Der Bestandteil Asaron mancher Kalmusarten besitzt eine mit Chlorpromazin vergleichbare tranquillisierende Wirkung, **möglicherweise** aber auch eine **kanzerogene in hohen Dosen.** Die äußerliche Anwendung als mildes Hautreizmittel bei Rheuma und Gicht ist beschrieben.

Kamille
Matricaria chamomilla

20 bis 80 cm hohe, gelb weiß blühende, wohlriechende Pflanze, die ubiquitär vorkommt.

Indikationen
abdominelle Beschwerden
(Beschwerden im Bauchbereich)
entzündliche Erkrankungen

gesicherte Wirkungen
antiphlogistische
(entzündungshemmende)
spasmolytische
(krampflösende)
karminative
(gegen Blähungen)
bakterizide und antivirale
(Viren und Bakterien schädigende
und/oder abtötende)

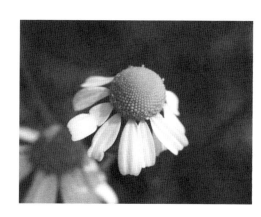

mögliche Wirkungen
cholagoge
(gallentreibende)
sedierende
(beruhigende)
antiallergische

Droge: die Blütenstände
Inhaltsstoffe: etwa 0,4% äther. Öl mit Bisabololderivaten, dem Proazulen Matricin, Farnesen, Myrcen, Cadinen, Geraniol, n- Caprin-, Capryl-, Salicylsäure, Triacontan u.a.; Cholin; Flavone; Cumarine; Schleimstoffe; Bitterstoff; Phytosterin; Fettsäuren; Zucker; Vitamin B1 und C u.a.
Anwendungsbeispiel: 3 g getrocknete Blüten pro 150 ml Wasser als Aufguss (5 – 10 Minuten ziehen lassen, dann abfiltrieren). Bis zu 4 Tassen pro Tag oder als Inhalation oder Urtinktur

Addendum: Der Wirkbestandteil Chamazulen des Kamillenöls entsteht erst bei der Aufbereitung mittels Destillation aus dem Proazulen Matricin.
Über eine **tumorhemmende** Wirkung bestimmter Blütenextrakte wird diskutiert, ebenso über eine den Hautstoffwechsel anregende Wirkung.
Die äußerliche Wirkung der Droge zu Spülungen, Dampfinhalationen und zu Salben bei verschiedenen entzündlichen Hauterkrankungen und bei schlecht heilenden Wunden ist beschrieben.

Kapuzinerkresse
Tropaeolum majus

30 bis 50 cm lange, kriechende, orangerot blühende Pflanze, die von Peru nach Mitteleuropa eingeführt wurde.

Indikationen
Zystitis/Pyelonephritis
(Blasenentzündung/
Nierenbeckenentzündung)
Bronchitis/Pneumonie
(Entzündung der größeren verzweigten
Atemwege /Lungenentzündung)
grippaler Infekt
(Erkältung)

gesicherte Wirkung
antibakterielle
(gegen Bakterien wirkend)

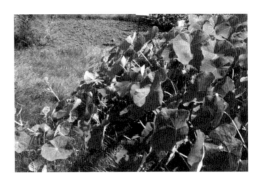

mögliche Wirkungen
diuretische
(die Harnausscheidung verstärkend)
auswurffördernde

Droge: das Kraut
Inhaltsstoffe: 0,03% äther. Öl mit Benzylsenföl und kleinen Mengen Benzylcyanid; Oxalsäure; Ascorbinsäure; Helenien; Isoquerzitrin; Querzetinderivate; Pelargonidinderivate; Carotinoide; Kämpferolglucosid u.a.
Anwendungsbeispiel: 30 g der frischen Droge pro Liter als Aufguss, bis dreimal täglich oder 30 g frisch gepressten Saft pro Tag oder als Urtinktur

Addendum: Die breite antibiotische Wirkung der Droge beruht vor allem auf dem Gehalt an freiem Benzylsenföl, das lokal reizend auf die Schleimhäute von Mund und Magen wirkt.
Benzylisothiocyanat soll die koronare Durchblutung steigern, daneben aber auch durch Verdrängung der Jodionen am Schilddrüsenepithel eine Kropfbildung provozieren.
Eine menstruationsfördernde Wirkung der Droge ist beschrieben.
Bei äußerlicher Anwendung wurde eine **haarwuchsstimulierende** Wirkung beobachtet.

Karotte
Daucus carota

50 bis 80 cm hohe, gelblich oder rötlich blühende Pflanze, die in warmgemäßigten Klimazonen ubiquitär angebaut wird.

Indikationen
Diarrhoe
(Durchfall)
Ödeme
(Schwellung – Lymph-Ansammlung)
Zystitis
(Blasenentzündung)
bei Diabetes mellitus additiv
(bei Zuckerkrankheit ergänzend)

gesicherte Wirkungen
antidiarrhoische
(gegen Durchfall wirksam)
diuretische
(die Harnausscheidung verstärkend)
bakteriostatische
(Wachstum von Bakterien hemmende)
blutzuckersenkende
mäßig vermifuge
(gegen Würmer)

mögliche Wirkung
blutdrucksenkende
sehkraftverbessernde

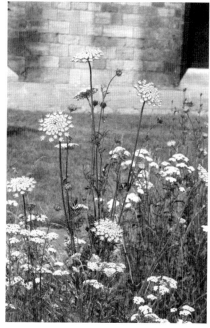

Droge: die Wurzel
Inhaltsstoffe: etwa 0,01% äther. Öl; bis 12% Zucker; Lycopin; Carotine; Daucosterin; Brenztrauben-, Oxalessig-, Glyoxyl-, alpha-Ketoglutar-, Äpfel-, Zitronen-, Daucussäure; Umbelliferon; Phytofluen; Rhodanwasserstoffsäure; Acetylcholin; Vitamin B1, B2 und C; Lecithin; Pektine; fettes Öl; Glutamin u.a.
Anwendungsbeispiel: Täglich 200 g gekochte oder frische Wurzel als Nahrungsergänzung

Addendum: Die diuretische Wirkung beruht vermutlich auf dem hohen Mineralstoffgehalt (Kalium) der Droge.
Die bakteriostatische sowie die schwach bakterizide Wirkung besonders auf grampositive Bakterien wird dem ätherischen Öl zugeschrieben.
Die stopfende Wirkung der Karottendiät bei der Diarrhoe beruht vermutlich auf dem hohen Pektingehalt.
Ein Trockenextrakt aus den Früchten hat sich als brauchbar zur Erweiterung der Herzkranzgefäße erwiesen.
Die Verwendung von Frischpflanzensaft ist sehr beliebt.

Kartoffel
Solanum tuberosum

Bis 1 m hohe, an den unterirdischen Ausläufern stärkehaltige Knollen bildende, zu den Nachtschattengewächsen gehörende Pflanze, die vor allem auf der nördlichen Erdhalbkugel zwischen dem 40. und 60. Breitengrad kultiviert wird.

Indikationen
Sodbrennen
Reizdarm
Reizmagen
gesicherte Wirkungen
antidyspeptische
(gegen Verdauungsstörungen)
mögliche Wirkungen
appetithemmende

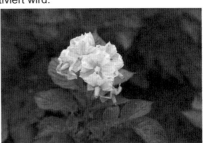

Droge: die rohen Knollen mit Schale
Inhaltsstoffe: Die Droge enthält bis 80% Wasser, bis 30% Stärke, bis 8% lösliche Kohlenhydrate, bis 4,6% Proteine und bis 1% Lipide (Triacylglycerole, Carotinoide, Phytosterole). Pro 100 g: bis 56 µg Provitamin A, bis 180 µg Vitamin B_1, bis 200 µg B_2, bis 200 µg B_6, bis 2 mg Nicotinsäureamid, bis 320 µg Pantothensäure, bis 54 mg Vitamin C, 0,6 µg Biotin, bis 20 µg Vitamin K_1. Außerdem Enzymhemmer (z.B. Proteinasehemmer II, einen Fibrinolysehemmer) und ein natürliches Benzodiazepin.
Anwendungsbeispiel: Tagesdosis: 3 Tassen frisch gepressten Saft aus Kartoffeln mit Schale vor den Mahlzeiten (ein sofortiger Konsum ist angeraten, weil manche Inhaltsstoffe schon nach kurzer Zeit zu melatoninähnlichen Stoffen oxidieren, die den Saft dunkel färben und ihm einen unangenehmen Geschmack verleihen). Ein Spezialkonzentrat aus dem Saft war stärker wirksam als Saft (siehe Fertigpräparat am Buchende: 3x1 Tbl.).

Addendum: Der Verzehr von Kartoffeln mit Sprossen und grünen Teilen kann toxische Beschwerden hervorrufen, z.B. Bauchschmerzen, Erbrechen, Durchfall, aber auch Kopf- und Halsschmerzen.

Vergiftungen sind selten und künden sich durch neurologische Beschwerden an, z.B. durch Verwirrung, Anstieg der Körpertemperatur, Atembeschwerden, Tachykardie gefolgt von Krämpfen, Koma und **evtl. dem Tod** nach etwa 8 bis 12 Stunden. Unerwünschte Wirkungen traten erst bei Verzehr einer Kartoffelportion mit 1,25 mg/kg Gesamt-Steroidalkaloidglykoside auf: Übelkeit und Erbrechen 4 Stunden nach der Mahlzeit. Vorschriftsmäßig gelagerte Kartoffeln enthalten nach dem Schälen weniger als 10 mg Steroidalkaloidglykoside je 100 g, die Schalen 40 bis 100 mg pro 100 g Frischgewicht. Sie werden durch Kochen nicht zerstört.
Die erste medizinische Aufzeichnung zur Wirkung der rohen Kartoffel bei gastrointestinalen Beschwerden geht auf den Schweizer Arzt Bircher-Benner zurück (1897 – 1939).
(siehe unter: www.mhiz.unizh.ch/projects/ Bircher-Benner.html).
In der Volksmedizin ist die topische Anwendung von Kartoffeln populär. Ein Brei aus gekochten Kartoffeln (warm oder kalt) lindert Schmerzen und bessert Furunkel. Bei der Wundheilung ist ein Kartoffelumschlag einem Honigumschlag unterlegen.

Echte Kastanie
Castanea sativa

Bis 35 m hoher Baum mit mächtiger, breiter Krone, der im Mittelmeergebiet heimisch ist.

Indikation
Bronchitis
(Entzündung der größeren verzweigten Atemwege – der Bronchien)

gesicherte Wirkung
auswurffördernde

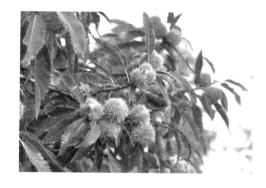

<u>Droge:</u> die Blätter
<u>Inhaltsstoffe:</u> etwa 9% Gerbstoffe; Querzetin; Kämpferol; Kaffee-, p-Cumarsäure; Hamamelose; Harz; Fett; Gummi; Pektine; Vitamin E; Phosphatasen u.a.
<u>Anwendungsbeispiel:</u> 2 – 5 g pro 150 ml Wasser als Aufguss (eine Minute ziehen lassen), maximale Dosis 5 g pro Tag oder als Urtinktur

Addendum: Die Kastanienrinde wirkt in erster Linie adstringierend und hat sich besonders bei Dysenterien bewährt.

Katzengamander
Teucrium marum

Bis 40 cm hoher, grauweißer, sehr kleinblättriger, rot blühender Strauch, der im Mittelmeergebiet heimisch ist.

Indikationen
Cholangio-/Cholezystopathie
(Erkrankung der Gallengänge/Reizgallenblase)
abdominelle Schmerzen
(Bauchschmerzen)
Zystitis/Pyelonephritis
(Blasenentzündung/Nierenbeckenentzündung)
Dyspepsie
(Reizmagen/Verdauungsbeschwerden wie:
Magenschmerzen/Völlegefühl)

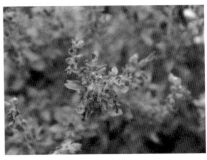

gesicherte Wirkungen
choleretische
(den Gallenfluss fördernde)
spasmolytische
(krampflösende)
diuretische
(die Harnausscheidung verstärkend)
verdauungssaftanregende

mögliche Wirkungen
appetitanregende
auswurffördernde
antihelmintische
(wurmabtötende)
tonisierende
(die Spannkraft hebende/
muskelanspannende)

Droge: die blühenden Zweige
Inhaltsstoffe: äther. Öl; Marrubiin; Gerbstoffe; Harz u.a.
Anwendungsbeispiel: 1,5 g pro 150 ml Wasser als Aufguss, nicht mehr als 3 Tassen pro Tag oder als Urtinktur

Addendum: Die Droge enthält auch 2 Saponinbestandteile mit hämolytischer Aktivität.
Die Anwendung der Droge bei Bronchitis, Rheuma, Gicht und bei Menstruationsbeschwerden ist beschrieben.

KavaKava/Rauschpfeffer
Piper methysticum

Bis 3,5 m hoher, aufrechter Busch mit 2 bis 10 kg schwerem Wurzelstock, der auf den Südseeinseln heimisch ist.

Indikationen
Dyssomnie
(Schlafstörung)
Schmerzen
zerebrale Anfälle
(Krampfanfälle)
evtl. bei Mykosen
(Pilzinfektionen)

gesicherte Wirkungen
muskelrelaxierende
narkotische
antikonvulsive (krampflösende)
analgetische (schmerzstillende)
sedierende (beruhigende)
spasmolytische (krampflösende)
antimykotische (gegen
Pilzinfektionen wirkend)

mögliche Wirkung
diuretische (die Harnausscheidung verstärkend)

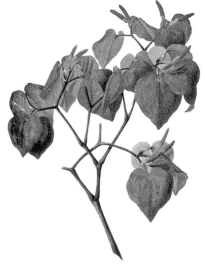

Droge: der Wurzelstock
Inhaltsstoffe: bis 10% Harz mit Kawain, Dihydro-Kawain, Methysticin, Dihydro-Methysticin, Yangonin, Tetrahydroangonin; Flavokawine; Pyrrolipide; Stärke u.a.
Anwendungsbeispiel: 4-10 Tropfen Urtinktur in Wasser, bis zu dreimal täglich, evtl. auch höhere Dosen

Addendum: In den Herkunftsgebieten wird die Droge zur Herstellung eines Getränkes genommen, das in mäßigen Dosen eine entspannende und leicht euphorisierende Wirkung hat und nach einiger Zeit einen tiefen Schlaf provoziert. Häufige Aufnahme dieses Getränkes über 6 Monate in hoher Dosis führt aber zur Sucht und zu körperlichen Schäden. Die Kawainderivate besitzen eine zentral lähmende Wirkung: Dihydro-Kawain und Dihydro-Methysticin wirken antikonvulsiv und muskelrelaxierend (ähnlich dem Diphenylhydantoin), Kawain und die Kawopyrone wirken narkotisch und analgetisch. Dihydro-Kawain besitzt außerdem noch eine antimykotische Wirkung (auch gegen Aspergillus niger).
Die Wirkung der Kawolactone tritt erst nach Applikation der Droge in feindisperser Emulsionsform oder in öliger Lösung ein. Die Wirkung der Pyrone vom Yangonin-Typ setzt langsam ein und hält lange an, während die Wirkung der Pyrone vom Dihydro-Kawain-Typ rasch einsetzt und rasch abklingt. Kawa-Pyrone wirken antagonistisch zum Strychnin und bieten so einen Schutz vor der Strychninvergiftung. Die in Deutschland berichteten Todesfälle konnten nicht auf Kava allein zurückgeführt werden. Bei hohen Leberwerten sollte auf die Droge verzichtet werden

Khellakraut
Ammi visnaga

Bis 1,5 m hohe, hell blühende Pflanze, die im Mittelmeergebiet und in Nord- und Südamerika heimisch ist.

Indikationen
Nephrolithiasis
(Nierensteine)
Angina pectoris
(anfallsartiger Schmerz bei
erkrankten Herzkranzgefäßen)
Asthma bronchiale
(chronische, anfallsartig
auftretende Atemwegserkrankung)
abdominelle Schmerzen
(Bauchschmerzen)
Durchblutungsstörungen

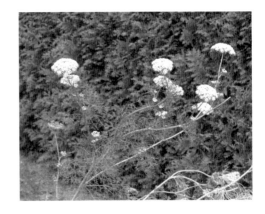

gesicherte Wirkungen
spasmolytische
(krampflösende)
diuretische
(die Harnausscheidung verstärkend)
vasodilatatorische
(Blutgefäß erweiternd)
antihelmintische
(wurmabtötende)

Droge: die Früchte
Inhaltsstoffe: Furanochromone (Visnagin, Khellin, Khellinin, Khellinon, Visnaginon, Khellol, Khellinol, Ammiol u.a.); Khellactonderivate; fettes Öl; Proteine u.a.
Anwendungsbeispiel: 4 Tropfen Urtinktur in Wasser, bis dreimal täglich

Addendum: Heute wird im Allgemeinen nur isoliertes Khellin therapeutisch verwendet. Die spasmolytische und die toxische Wirkung des Khellins beträgt etwa 50% der Papaverinwirksamkeit. Der Bestandteil Visnagin ist schwächer wirksam und besitzt etwa 2/3 der Khellinwirksamkeit.
Bei längerer Khellinapplikation können Übelkeit, selten Erbrechen, Appetitlosigkeit, Schlaflosigkeit und Schwindel, evtl. auch Juckreiz, Kopfschmerzen, Schweißausbruch u.a. auftreten. Die Nebenwirkungen verschwinden sofort nach Absetzen der Droge.

Kiefer
Pinus silvestris

Bis 45 m hoher, immergrüner Nadelbaum (etwa 90 verschiedene Arten), der ubiquitär bis in eine Höhe von 2200 m vorkommt.

Indikationen
Bronchitis/Asthma bronchiale (Entzündung der Atemwege/chronische Entzündung der Atemwege)
evtl. Zystitis/Pyelitis/Urethritis (Blasenentzündung/Nierenbeckenentzündung/ Harnröhrenentzündung)
vegetative Dystonie (Fehlfunktion des vegetativen Nervensystems)

gesicherte Wirkungen
zentral stimulierende (anregende, belebende)
auswurffördernde
antiseptische diuretische (die Harnausscheidung verstärkende und keimreduzierende)

mögliche Wirkung
analgetische (schmerzstillende)

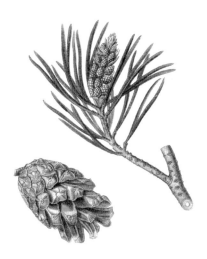

Droge: der durch Einschnitte in den Stamm gewonnene Balsam (Terpentin) bzw. das durch Destillation gewonnene Öl
Inhaltsstoffe: alpha-, bzw. ß-Pinen, Diterpensäuren, Peroxyde u.a.
Anwendungsbeispiel: Zur Inhalation mehrere Tropfen in heißes Wasser geben und den Dampf inhalieren

Addendum: In hohen Dosen besitzt die Droge auch eine hämostyptische und antihelmintische Wirkung (bes. gegen Bandwürmer), wirkt aber **auch toxisch**: es wurden Schwindel, Sehstörungen, Erbrechen, Schweißausbruch, vermehrter Speichelfluss, Diarrhoe, Darmkoliken, Harndrang, Lähmungen, Kreislaufzentralisation, Schock und Koma beobachtet. **Vorsicht:** allergische Reaktionen sind möglich! Die Droge besitzt eine starke hautreizende Wirkung und wird in erster Linie äußerlich appliziert: zum Einreiben oder als Badezusatz bei rheumatischen Erkrankungen oder zur Inhalation bei Bronchitis. **Vorsicht:** Ekzeme möglich! Das ätherische Öl aus den frischen Nadeln, Zweigspitzen und Ästen der Latsche (Pinus mugo) und der Fichte (Picea excelsa) wird medizinisch ähnlich wie das Terpentinöl verwendet.

Klatschmohn
Papaver rhoeas

20 bis 90 cm hohe, intensiv rot, weiß oder violett blühende Pflanze, die ubiquitär in gemäßigten Klimazonen vorkommt.

Indikationen
Dyssomnie
(Schlafstörung)
nervöse Störungen
(Störungen, die mit verändertem
seelischem Befinden einhergehen)
Bronchitis/Reizhusten
(Entzündung der größeren
verzweigten Atemwege – der Bronchien)

gesicherte Wirkungen
sedierende
(beruhigende)
gering narkotisierende
(gering betäubende)

mögliche Wirkungen
antibakterielle
(gegen Bakterien wirkend)
augendrucksenkende
antikanzerogene
(das Krebsrisiko senkend)

Droge: die Blüten
Inhaltsstoffe: bis 0,12% Alkaloide, hauptsächlich Rhoeadin; Schleim; Fett; Wachs; Kohlenwasserstoffe; Anthocyanidin-, Anthocyanglykoside; Saponin; ß-Sitosterin u.a.
Anwendungsbeispiel: 3 Tropfen Urtinktur in Wasser, bis dreimal täglich

Addendum: In höheren Dosen wurden Vergiftungen beobachtet mit Erbrechen, Diarrhoe, Mydriasis, Krämpfen, Halluzinationen und Koma.

Knoblauch
Allium sativum

Bis 70 cm hohe, weiß bis rötlich blühende, stark aromatisch bis widerlich riechende Pflanze, die in Vorder- und Südasien und in Nordafrika heimisch ist, in Europa aber vielfach kultiviert wird.

Indikationen

Dyspepsie (Reizmagen/Verdauungsbeschwerden wie: Magenschmerzen/Völlegefühl)
infektiöse Enteritis (Entzündung des Dünndarms)
essentieller Hypertonus (Bluthochdruck ohne erkennbare Ursachen)
grippaler Infekt (Erkältung)
Oxyuriasis (Infektion mit dem Madenwurm)

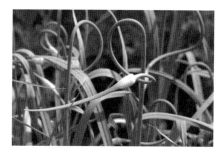

gesicherte Wirkungen

verdauungssaftanregende
spasmolytische (krampflösende)
karminative (gegen Blähungen)
blutdrucksenkende
bakteriostatische (Wachstum von Bakterien hemmende)
fungizide (Pilze oder ihre Sporen abtötende)
antihelmintische (wurmabtötende)

mögliche Wirkungen

vasodilatatorische (Blutgefäß erweiternde)
antikanzerogene (das Krebsrisiko senkende)
tonisierende (die Spannkraft hebende/muskelanspannende)
sexualhormonähnliche
blutzuckersenkende

Droge: die Zwiebel
Inhaltsstoffe: bis 0,36% äther. Öl mit Alliin; Vitamin A und C; Nicotinsäureamid; Fermente; Cholin; Jod; Spuren von Uran; inulinartige Polyosen; Saponine; Methyl-, Allylcystein; Glutamylpeptide u.a.
Anwendungsbeispiel: Täglich 4 g frische Droge

Addendum: Der Bestandteil Alliin des äther. Öls wird durch das Enzym Alliinase in das antibakteriell wirksame Allicin, in Brenztraubensäure und Ammoniak gespalten. Allicin ist der Träger des typischen Knoblauchgeruchs.
Während geringe Dosen der Droge die Schilddrüsenfunktion anregen, rufen hohe Dosen eine Schilddrüsenunterfunktion hervor. Nach hohen Dosen wurde auch eine Pseudo-Dysenterie beobachtet.
Vermutlich werden durch die Droge die intrazellulären Redoxvorgänge stimuliert. Über den therapeutischen Einsatz der Droge bei der Arteriosklerose wird diskutiert. Die äußerliche Anwendung bei schlecht heilenden Wunden ist beschrieben. Knoblauchpresssaft hat sich bei Interdigitalmykosen als wirksam erwiesen.
Der artverwandte Bärlauch, Allium ursinum, kann als Ersatz für Knoblauch verwendet werden.
Die pharmakologische Wirkung der Zwiebel, Allium cepa, beruht zum Großteil - wie beim Knoblauch - auf dem sehr ähnlich wirkenden ätherischen Zwiebelöl. Neben der bakteriziden und verdauungsfördernden Wirkung besitzt dieses aber noch eine stimulierende Wirkung auf die Diurese (möglicherweise über eine Wirkung auf den Kreislauf).

Kolabaum
Cola-Arten

8 bis 15 m hohe, selten bis 20 m hohe, kastanienähnliche, hell blühende Bäume, die im tropischen Afrika heimisch sind.

Indikationen
Kachexie
(krankhafter Gewichtsverlust)
vegetative Dystonie
(Fehlfunktion des vegetativen Nervensystems)
Leistungsabfall

gesicherte Wirkungen
anregende
zentral erregende

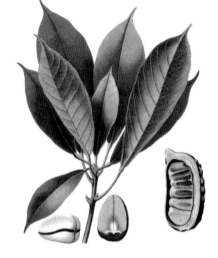

Droge: die Samenkerne
Inhaltsstoffe: bis 2% an Cola-Catechin gebundenes Coffein (Colanin); bis 0,1 % an Catechin gebundenes Theobromin; äther. und fettes Öl; Fermente; Betain; Protein; Zucker; Stärke; Gummi; Fett; Zellulose; ein Tannoglykosid u.a.
Anwendungsbeispiel: 1 – 2 g pulverisierte Droge, bis dreimal täglich (maximale Dosis 6 g)

Addendum: Damit das Colanin nicht fermentativ in Coffein und Cola-Catechin gespalten wird, muss die Droge bei der Trocknung einem speziellen Stabilisierungsverfahren unterzogen werden.
Bei der Colaninwirkung ist die störende Erhöhung der Herzfrequenz und auch der diuretische Effekt des Coffeins abgeschwächt, seine zentral erregende Wirkung damit besonders ausgeprägt.
Über eine erfolgreiche Behandlung der Migräne und von Neuralgien mit der Droge wurde berichtet.

Koloquinte
Citrullus colocynthis

Krautige Pflanze mit apfelähnlichen Früchten, die in tropischen und subtropischen Gebieten angebaut wird.

Indikation
hartnäckige Obstipation
(Verstopfung, Darmträgheit)

gesicherte Wirkung
drastisch abführende

mögliche Wirkung
antikanzerogene
(das Krebsrisiko senkende)

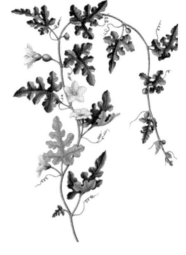

Droge: das Fruchtfleisch
Inhaltsstoffe: Citrullol; Querzetin; Harz; äther. Öl; Salze der Wein-, Äpfel-, Zitronen- und Essigsäure; alpha-Spinasterin; Kaffee-, Chlorogen-, Ferula-, m-Cumarsäure; Cucurbitacinderivate u.a.
Anwendungsbeispiel: Einzeldosis 0,3 g der pulverisierten Droge. Maximale Dosis 0,6 g pro Tag

Addendum: Die Droge bewirkt eine starke Flüssigkeitsabsonderung in den Darm und eine heftige Reizung der Darmschleimhaut. Die Wirkstoffe werden in den Urin und in die Milch stillender Frauen ausgeschieden.
Nach Einnahme von 0,6 bis 1 g wurden abdominelle Schmerzen, wässrige bis blutige Stühle, Erbrechen, verstärkte Diurese, später Harnverhaltung beobachtet. Bereits nach **Einnahme von 2 g der Droge kann der Tod im Kreislaufkollaps** eintreten.

Kondurango
Marsdenia condurango

Kletterstrauch mit behaarten Trieben, der in Südamerika heimisch ist (Kulturen auch in Ostafrika).

Indikationen
Anorexie/Kachexie
(Appetitlosigkeit/
pathologischer Gewichtsverlust)
Rekonvaleszenz
(Genesungszeit)
Dyspepsie
(Reizmagen/Verdauungsbeschwerden
wie: Magenschmerzen/Völlegefühl)

gesicherte Wirkungen
appetitanregende
magensaftanregende

mögliche Wirkung
tonisierende
(die Spannkraft hebende/
muskelanspannende)

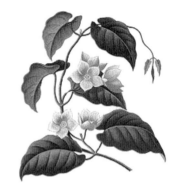

Droge: die Rinde
Inhaltsstoffe: bis 2% Condurangin; äther. Öl; Fett; Harz; Sitosterin; Milchsaft mit 6% Kautschuk; ß-Amyrincinnamat; 0,5% Condurit u.a.
Anwendungsbeispiel: 50 – 100 g getrocknete Rinde pro 1 Liter süßem Wein. 15 – 30 ml vor den Mahlzeiten, bis dreimal täglich oder als Urtinktur

Addendum: Der Bestandteil Condurangin (verschiedene Condurangoglykoside) steigert durch seinen bitteren Geschmack auch die Speichelsekretion.
In toxischen Dosen wurden Konvulsionen, später Paralysen beobachtet.

Königskerze
Verbascum phlomoides und thapsiforme

50 bis 120 cm hohe, weiß bis goldgelb blühende Pflanzen, die in Europa, Nordafrika und Kleinasien heimisch sind.

Indikationen
Bronchitis
(Entzündung der größeren verzweigten Atemwege – der Bronchien)
Gastritis/Enteritis
(Magenschleimhautentzündung/Entzündung des Dünndarms)
Zystitis
(Blasenentzündung)

gesicherte Wirkungen
reizmildernde
auswurffördernde

mögliche Wirkungen
sedierende
(beruhigende)
diuretische
(die Harnausscheidung verstärkend)
diaphoretische
(schweißtreibende)

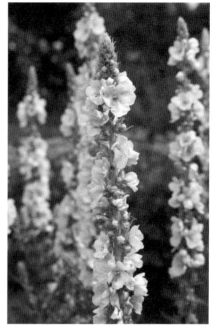

Droge: die Blüten
Inhaltsstoffe: Saponine; Bitterstoff; alpha-Crocetin; Xanthophylle; Zucker; etwa 3% Schleimstoffe; Fett; Spuren äther. Öls; Thapsia-, Äpfelsäure; bis 6% Mineralien; Rutin; Hesperidin; Gerbstoff; Harz u.a.
Anwendungsbeispiel: 1,5 g pro 150 ml Wasser als Aufguss, maximale Tagesdosis 3 g oder als Urtinktur

Addendum: Die äußerliche Anwendung der Droge bei schlecht heilenden Wunden ist beschrieben.

Koriander
Coriandrum sativum

20 bis 50 cm hohe, wanzenartig riechende Pflanze, die ursprünglich im Orient heimisch war, heute aber ubiquitär angebaut wird.

Indikationen
Dyspepsie/Meteorismus
(Reizmagen-Verdauungsbeschwerden/ Blähbauch)
abdominelle Schmerzen
(Bauchschmerzen)
subazide Gastritis
(Magenschleimhautentzündung mit untersäuertem Magen)
infektiöse Enteritis
(Entzündung des Dünndarms)

gesicherte Wirkungen
magensaftanregende
spasmolytische (krampflösende)
karminative (gegen Blähungen)
bakterizide (Bakterien schädigende und/oder abtötende)
fungizide (Pilze oder ihre Sporen abtötende)

mögliche Wirkungen
blutdrucksenkende
tonisierende (die Spannkraft hebende/muskelanspannende)
antihelmintische (wurmabtötende)

Droge: die Früchte
Inhaltsstoffe: bis 1 % äther. Öl mit alpha-, ß-Pinen, Camphen, Sabinen, Myrcen, alpha-, 0-Phellandren, alpha-, gamma-Terpinen, Limonen, Cymol, Ocimen, Geraniol, Decanal, Borneol, Linalool u.a.; fettes Öl; Proteine; etwa 10% Pentosan; etwa 6% Furfurol; Vitamin C; Chlorogen-, Kaffeesäure; Gerbstoffe; Stärke; Pektin; Calciumoxalat u.a.
Anwendungsbeispiel: Einzeldosis: 1 g zerquetschte Samen, bis zu 3 g pro Tag

Addendum: Ein Zusatz von Koriander zu Rhabarber-, Senna- und Cascara sagrada-Präparaten soll die bei deren Einnahme auftretenden kolikartigen Bauchschmerzen lindern.

Krapp
Rubia tinctorum

Bis 150 cm hohe, honiggelb blühende Pflanze, die ubiquitär in warmgemäßigten und subtropischen Gebieten vorkommt.

Indikationen
Zystitis/Pyelonephritis
(Blasenentzündung/Nierenbeckenentzündung)
Urolithiasis
(Harnsteine)
Niereninsuffizienz
(chronische Nierenschwäche)

gesicherte Wirkungen
diuretische
(die Harnausscheidung verstärkend)
spasmolytische
(krampflösende)
antiphlogistische
(entzündungshemmende)
gering laxierende
(abführende)
choleretische
(den Gallenfluss fördernde)

mögliche Wirkungen
emmenagoge
(die Monatsblutung anregende)
tonisierende
(die Spannkraft hebende/muskelanspannende)
appetitanregende

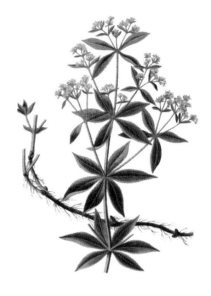

Droge: die Wurzel
Inhaltsstoffe: bis 3,5% Di- und Trioxyanthrachinonglykoside, hauptsächlich Alizarin; Pseudopurpurin; Galiosin; Rubiadinderivate; Christofin; Purpuroxanthin; organische Säuren; Gerbstoffe; Saccharose; Pektine; Mineralien u.a.
Anwendungsbeispiel: 3 Tropfen Urtinktur in Wasser, drei Mal täglich

Addendum: Die Rubiaglykoside werden gut resorbiert und durch die Nieren ausgeschieden, der Harn verfärbt sich rosarot. Eine stark säuernde Wirkung auf den Harn besteht nicht, da sich alkalischer Urin durch die orale Rubiagabe nicht ansäuern lässt.
Im Tierversuch gelang es, die künstlich erzeugte Calciumnierensteinbildung durch Rubia-Applikation zu hemmen. Die Rubiawirkstoffe besitzen nicht die spezifisch abführende Wirkung der verwandten Emodine: Alizarin besitzt keine laxierende Wirkung, Purpurin führt erst in größeren Dosen ab.
Die äußerliche Anwendung der Droge bei schlecht heilenden Wunden ist beschrieben.

Bittere Kreuzblume
Polygala amara

5 bis 20 cm hohe, bläulich, violett, weiß bis rötlich blühende Pflanze, die in ganz Europa vorkommt.

Indikationen
Bronchitis/Pneumonie
(Entzündung der größeren verzweigten Atemwege/Lungenentzündung)
Asthma bronchiale
(chronische, anfallsartig auftretende Atemwegserkrankung)

gesicherte Wirkungen
auswurffördernde
magensaftanregende
laktagoge
(die Milchdrüsen anregende)

mögliche Wirkung
diuretische
(die Harnausscheidung verstärkend)

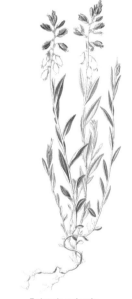

Polygala vulgaris

Droge: die ganze Pflanze
Inhaltsstoffe: bis 2% Saponine, hauptsächlich Senegin; Polygalin; Gaultherin; Polygalitol; fettes Öl; äther. Öl mit Salicylsäuremethylester; Wachs; Gerbstoff u.a.
Anwendungsbeispiel: 0,5 - 1 g getrocknete Wurzel pro 150 ml Wasser als Aufguss, bis dreimal täglich oder als Urtinktur

Addendum: Die Droge sollte nicht bei Gastritis, Magenulzera und bei Hämoptysen (Bluthusten) verwendet werden.

Krokus
Crocus sativus

10 bis 30 cm hohe, hellviolett blühende Pflanze, die ursprünglich in Griechenland oder im Orient heimisch war.

Indikationen
spastische Bronchitis
(Entzündung der größeren verzweigten Atemwege mit Krampfanfällen)
Asthma bronchiale
(chronische, anfallsartig auftretende Atemwegserkrankung)
Colon spasticum
(Reizdarmsyndrom)
Dysmenorrhoe
(Regelschmerzen)

gesicherte Wirkungen
sedierende
(beruhigende)
spasmolytische
(krampflösende)
emmenagoge
(die Monatsblutung anregende)

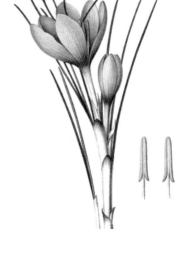

Droge: die Narbenschenkel
Inhaltsstoffe: Protocrocin, das beim Trocknen in Crocin und Picrocrocin zerfällt. Aus Picrocrocin entsteht beim Lagern Safranal; Crocetinderivate; bis 1,3% äther. Öl mit Pinen, Safranal und Cineol; fettes Öl; Vitamin B1 und B2; Stärke u.a.
Anwendungsbeispiel: 1 Tropfen Urtinktur in Wasser, zwei Mal täglich

Addendum: Nach längerer Applikation Gelbfärbung der Skleren (differentialdiagnostische Abklärung zum Ikterus durch Bestimmung der Gallenfarbstoffe im Blut). In höheren Dosen ist die Droge toxisch. Es wurden Brechdurchfall, Bauchkoliken, Müdigkeit, Parästhesien, Kopfschmerzen, Schwindel, Benommenheit sowie gelegentlich Metrorrhagien, Hämaturie und Hämorrhagien beobachtet. **Die Einnahme weniger Gramm der Droge kann bereits zum Tode führen.**
Kontraindikation: Schwangerschaft (**Abortgefahr!**).
Die äußerliche Anwendung zur Anästhesie der Mundschleimhaut ist beschrieben.

Küchenschelle (oder Kuhschelle)
Pulsatilla vulgaris und pratensis

5 bis 40 cm hohe, dunkel- bis hellviolett blühende Pflanzen, die in Europa und Sibirien heimisch sind.

Indikationen
abdominelle Schmerzen
(Bauchschmerzen)
Neuralgien/Migräne
(Nervenschmerzen/Kopfschmerzattacken)
spastische Bronchitis
(Entzündung der größeren verzweigten Atemwege mit Krampfanfällen)
grippaler Infekt
(Erkältung)

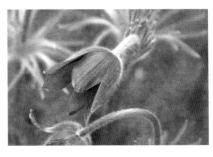

gesicherte Wirkungen
sedierende
(beruhigende)
spasmolytische
(krampflösende)
bakterizide
(Bakterien schädigende und/oder abtötende)
vermizide
(Würmer abtötende)

mögliche Wirkungen
diuretische
(die Harnausscheidung verstärkend)
diaphoretische
(schweißtreibende)

Droge: das Kraut
Inhaltsstoffe: Protoanemonin, das beim Trocknen rasch in das weniger aktive Anemonin zerfällt. Dieses ist ebenfalls unbeständig und geht in die unwirksame Anemoninsäure über; Tannin; Harz; Saponin; Delphinidin- und Pelargonidin-Glykoside; ß-Amyrin; ß-Sitosterin u.a.
Anwendungsbeispiel: 0,12 – 0,3 g pro 150 ml Wasser als Aufguss oder als Abkochung, bis dreimal täglich

Addendum: Nach der Resorption führen die Pulsatillawirkstoffe zuerst zu einer Erregung, dann zu einer Lähmung des ZNS.
In **toxischen Dosen** wurden Erbrechen, Diarrhoe, Bauchkoliken, Parästhesien, Krämpfe, Schwäche, Schwindel, Benommenheit und Nierenschädigung mit Hämaturie und Oligurie beobachtet. **Der Tod** tritt bei letalen Dosen innerhalb von 1 bis 2 Tagen durch **Atemstillstand und Kreislaufversagen** ein. Alle Teile des Krautes wirken hämolytisch.
Protoanemonin besitzt eine sehr starke lokale Reizwirkung auf die Schleimhäute und ist ein starkes Mitosegift.
Die äußerliche Anwendung der Droge als Hautreizmittel ist beschrieben.

Kümmel
Carum carvi

20 bis 75 cm hohe, weiß bis rosa blühende Pflanze, die heute ubiquitär angebaut wird.

Indikationen
abdominelle Schmerzen
(Bauchschmerzen)
Dyspepsie/Meteorismus
(Reizmagen-Verdauungsbeschwerden/
Blähbauch)
Stillperiode

gesicherte Wirkungen
spasmolytische
(krampflösende)
karminative
(gegen Blähungen)
laktagoge
(die Milchdrüsen anregende)

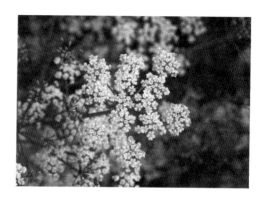

mögliche Wirkungen
emmenagoge
(die Monatsblutung anregende)
verdauungsfördernde

Droge: die Spaltfrüchte
Inhaltsstoffe: bis 7% äther. Öl mit Carvon, Limonen, Dihydrocarvon, Carveolderivaten, Perillaaldehyd, Dihydropinol; fettes Öl; Zucker; 20% stickstoffhaltige Substanzen u.a.
Anwendungsbeispiel: 1,5 g pro 150 ml als Aufguss (10 – 15 Minuten ziehen lassen), bis dreimal täglich

Addendum: Nach Einnahme größerer Mengen der Droge wurden Kopfschmerzen, Schwindel und Bewusstseinsstörungen beobachtet.
Höhere Dosen wirken auch **abortiv**.
Das ätherische Öl wird zum Teil über die Lungen ausgeschieden. Die stark spasmolytische und die karminative Wirkung der Droge beruht in erster Linie auf dem Gehalt an ätherischem Öl. Die äußerliche Anwendung der Droge als Hautreizmittel ist beschrieben.

Lavendel
Lavandula angustifolia

Strauch oder kleiner, blau blühender Baum, der im Mittelmeergebiet heimisch ist.

Indikationen
Migräne
(Kopfschmerzattacken)
nervöse Störungen/Neurasthenie
(Störungen des veränderten seelischen
Befindens /Nervenschwäche)
Asthma bronchiale
(chronische, anfallsartig
auftretende Atemwegserkrankung)
Dyspepsie
(Reizmagen/Verdauungsbeschwerden
wie: Magenschmerzen/Völlegefühl)
abdominelle Schmerzen
(Bauchschmerzen)

gesicherte Wirkungen
sedierende (beruhigende)
spasmolytische (krampflösende)
choleretische (den Gallenfluss fördernde)
antibakterielle (gegen Bakterien wirkend)

mögliche Wirkungen
karminative (gegen Blähungen)
blutdrucksenkende
diuretische (die Harnausscheidung verstärkend)
diaphoretische (schweißtreibende)

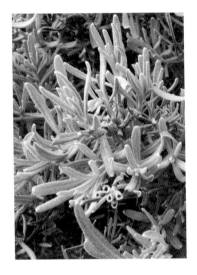

Droge: die Blüten
Inhaltsstoffe: bis 3% äther. Öl mit Linalylacetat, Linalool, alpha-Terpinen, D-Campher u.a.; etwa 12% Gerbstoffe; Cumarin; Cumarsäure; Umbelliferonmethyläther; Cedren; Luteolin u.a.
Anwendungsbeispiel: 0,8 – 1,6 g pro 150 ml Wasser als Aufguss oder als Urtinktur

Addendum: Die äußerliche Anwendung der Droge als Hautreizmittel ist beschrieben.

Leberblümchen
Hepatica nobilis

5 bis 15 cm hohe, himmelblau blühende Pflanze, die in Europa, Russland, Ostasien und Nordamerika heimisch ist.

Indikationen
Hepatopathie
(Unbestimmte Leberstörung)
Hämaturie
(vermehrtes Vorkommen roter Blutkörperchen im Urin)
Hämoptysen
(Aushusten von bluthaltigem Sekret)

gesicherte Wirkungen
adstringierende
(zusammenziehende)
antibakterielle
(gegen Bakterien wirkend)

mögliche Wirkung
diuretische
(die Harnausscheidung verstärkend)

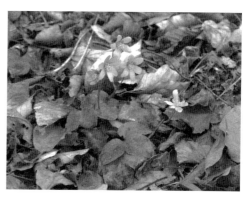

Droge: das Kraut
Inhaltsstoffe: Hepatrilobin; Anemonol; Protoanemonin; Saccharose; Emulsin; Invertin; Gerbstoff u.a.
Anwendungsbeispiel: 2 – 3 Tassen eines 3 bis 6%igen Aufgusses täglich oder als Urtinktur

Addendum: Der Bestandteil Anemonol geht beim Trocknen in das ungiftige, aber unbeständige Anemonin über, das noch bei Verdünnungen über 1:50000 tuberkulostatisch wirken soll.
Worauf der günstige Effekt bei Leberkrankheiten beruht, ist noch nicht geklärt.
Die äußerliche Anwendung der Droge zur Wundheilung ist beschrieben.

Lein (Leinsamen)
Linum usitatissimum

20 bis 150 cm hohe, blau blühende Pflanze, die ubiquitär zur Faser- und Samengewinnung kultiviert wird.

Indikationen
Obstipation
(Verstopfung, Darmträgheit)
Dyspepsie
(Reizmagen/Verdauungsbeschwerden wie: Magenschmerzen/Völlegefühl)
Gastritis/Enteritis
(Magenschleimhautentzündung/ Entzündung des Dünndarms)
Magen-/Darmulzera
(Magen-/Darmgeschwür)

gesicherte Wirkungen
laxierende (abführende)

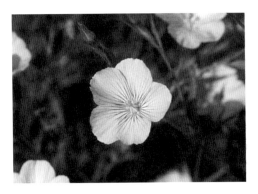

reizmildernde
bakterizide
(Bakterien schädigende und/oder abtötende)
gering analgetische
(schmerzstillende)

Droge: die Samen
Inhaltsstoffe: 25% Eiweiß; bis 40% fettes Öl mit Linol-, Linolen-, Öl-, Myristin-, Eruca-, Ferulasäure u.a.; Auxine; Cycloartenol; ß-Sitosterin; Stigmasterin; Campesterin; Terpenalkohole; Glykoside; Zucker; Schleimstoffe; Pektin u.a.
Anwendungsbeispiel: Täglich morgens 10 g zusammen mit 300 – 500 ml Wasser

Addendum: Das ebenfalls in den Samen enthaltene Enzym Linamarase spaltet die cyanogenen Glykoside in Aceton bzw. Methyläthylketon, Blausäure und Glukose. Blausäurevergiftungen sind beim Menschen nicht zu befürchten. Die Linamarase spaltet im sauren Magensaft nur wenig und selbst bei gestörten Aziditätsverhältnissen ist die Eliminationsgeschwindigkeit der Blausäure größer als deren Freisetzung.

Auf dem Blausäuregehalt beruht vermutlich die analgetische und die bakterizide Wirkung der Droge.
Durch den Gehalt an Schleim und Pektin ist die Droge in erster Linie ein Mucilaginosum mit einhüllender, reizmildernder und resorptionshemmender Eigenschaft. Die ganzen Leinsamen wirken auch durch Volumenvermehrung über die reflektorisch angeregte Peristaltik abführend.
Die Anwendung von Leinsamenabkochungen zur Behandlung der Zystitis, Pyelitis und Bronchitis u.a. ist beschrieben, ebenso die äußerliche Anwendung bei entzündlichen Hauterkrankungen.

Liebstöckel
Levisticum officinale

1 bis 2 m hohe, blassgelb blühende Pflanze, die ubiquitär kultiviert wird.

Indikationen
Ödeme
(Schwellung –Lymph-Ansammlung)
Zystitis/Pyelitis
(Blasenentzündung/Nierenbeckenentzündung)
Dyspepsie/Meteorismus
(Reizmagen-Verdauungsbeschwerden/Blähbauch)
Dysmenorrhoe (Regelschmerzen)

gesicherte Wirkungen
diuretische
(die Harnausscheidung verstärkend)
magensaftanregende
karminative
(gegen Blähungen)
emmenagoge
(die Monatsblutung anregende)

mögliche Wirkungen
östrogene
(die weiblichen Sexualhormone betreffende)
auswurffördernde
diaphoretische
(schweißtreibende)
spasmolytische
(krampflösende)

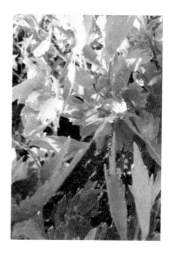

Droge: die Wurzel
Inhaltsstoffe: bis 1% äther. Öl mit 70% Phthaliden; Butter-, Malein-, Angelika-, Isovaleriansäure; Carvacrol; alpha-Terpineol; Bergapten; Psoralen; Harz; Gummi; Zucker; Stärke; Benzoe-, Myristicinsäure; ß-Sitosterin; Cumarine u.a.
Anwendungsbeispiel: Maximal 4 g pro Tag oder als Urtinktur

Addendum: Bei Tieren wurde nach Applikation der Droge das Auftreten von Photodermatosen beobachtet.
Verwendung als Gewürz.

Sommerlinde
Tilia platyphyllos

Bis 40 m hoher, gelblich-weiß blühender Baum mit breit gerundeter, lockerer Krone, der in Europa heimisch ist.

Indikationen
nervöse Störungen
(Störungen, die mit verändertem seelischem Befinden einhergehen)
Erregungszustände
Enteritis
(Entzündung des Dünndarms)
grippaler Infekt
(Erkältung)
Dyssomnie
(Schlafstörung)
Migräne
(Kopfschmerzattacken)

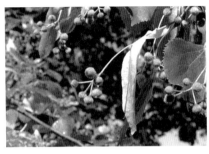

gesicherte Wirkungen
reizmildernde
sedierende (beruhigende)
spasmolytische (krampflösende)
diaphoretische (schweißtreibende)

mögliche Wirkungen
schwach hypnotische (schläfrig machende)
diuretische (die Harnausscheidung verstärkend)
antikoagulierende (blutgerinnungshemmende)

Droge: die Blüten
Inhaltsstoffe: Schleim; Gerbstoffe; Querzetin-, Kämpferol-, Querzitrinderivate; Astragalin; Afzelin; Cumar-, Chlorogen-, Kaffeesäure; äther. Öl u.a.
Anwendungsbeispiel: 2 - 4 g pro 150 ml Wasser als Aufguss oder als Urtinktur

Addendum: Die artverwandte Winterlinde, Tilia cordata, kann als Ersatz verwendet werden.
Die äußerliche Anwendung der Droge zur Wundheilung ist beschrieben.

Lobelie
Lobelia inflata

Bis 60 cm hohe, weiß bis hellblau blühende Pflanze, die in Nordamerika heimisch ist, aber auch in Europa kultiviert wird.

Indikationen
Asthma bronchiale (chronische, anfallsartig auftretende Atemwegserkrankung)
Bronchitis (Entzündung der größeren verzweigten Atemwege – der Bronchien)
Kollaps (Kreislaufzusammenbruch - Ohnmacht)
Narkotikavergiftung (Betäubungsmittelvergiftung)

gesicherte Wirkungen
atemanregende
auswurffördernde
blutdrucksteigernde

mögliche Wirkung
spasmolytische (krampflösende)

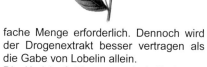

Droge: das Kraut
Inhaltsstoffe: etwa 0,48% Alkaloide (Lobelin, Lobelidin, Lobelanin, Norlobelanin, Lelobanidin, Lobelanidin, Lobinin, Isolobinin, Lobelidiolderivate u.a.); ß-ß-Phenyloxypropion-, Lobelia-, Chelidonsäure u.a.
Anwendungsbeispiel: 4 Tropfen Urtinktur in Wasser, bis dreimal täglich

Addendum: Die atemanregende Wirkung der Droge oder des isolierten Wirkstoffs Lobelin erfolgt indirekt über eine empfindlichere Ansprechbarkeit der Chemorezeptoren im Glomus caroticum auf den Sauerstoffpartialdruck, in höheren Dosen aber auch durch direkten Angriff auf das Atemzentrum.
Die hauptsächlich durch den Wirkstoff Norlobelanin hervorgerufene Erregung des Brechzentrums ist individuell verschieden. Der Bestandteil Lobelin beeinflusst neben den sympathischen Ganglien des Nervensystems auch die myoneuronalen Verbindungen in der quergestreiften Muskulatur wie Conicin, Gelsemin, Spartein und Cytisin. Um die gleiche Lobelinwirkung auf Atmung und Kreislauf zu erzielen, ist bei Verwendung des Gesamtextraktes der Droge die 2- bis 3fache Menge erforderlich. Dennoch wird der Drogenextrakt besser vertragen als die Gabe von Lobelin allein.
Die Kreislaufwirkung von Lobelin beruht möglicherweise auf einer vermehrten Adrenalinausschüttung.
In höheren Dosen (0,6 bis 1 g) wurden Bradykardie, Blutdruckabfall und Herzrhythmusstörungen beobachtet.
Vergiftungssymptome sind Übelkeit, Erbrechen, Diarrhoe, Bauchkoliken, Angstgefühl, Harndrang und Krampfanfälle. **4 g der Droge führen nach 5 bis 6 Stunden zum Tod durch Atemlähmung.**
Hypertonie und Herzinsuffizienz sind absolute **Kontraindikationen** zur Applikation der Droge.
Der Bestandteil Norlobelanin wirkt oral gegeben stark schleimhautreizend und führt reflektorisch zu einer vermehrten Bronchialschleimsekretion.
Die Droge wird als Hilfsmittel zur Raucherentwöhnung genutzt, da Lobelin die Wirkung des Nikotins verstärkt und dadurch Brechreiz und Ekelgefühl hervorruft.
Bei äußerlicher Anwendung besitzt die Droge eine lokalanästhesierende Wirkung.

Löwenzahn
Taraxacum officinale

Bis 1 m hohe, gold- bis hellgelb blühende Pflanze, die ubiquitär vorkommt.

Indikationen
Cholangio-/Cholezystopathie
(Erkrankung der Gallengänge/
Reizgallenblase)
subazide Gastritis
(Magenschleimhautentzündung mit
untersäuertem Magen)
Dyspepsie
(Reizmagen/Verdauungsbeschwerden
wie: Magenschmerzen/Völlegefühl)
Ödeme
(Schwellung – Lymph-Ansammlung)

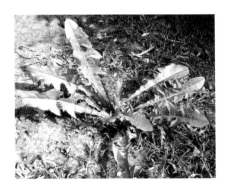

gesicherte Wirkungen
choleretische
(den Gallenfluss fördernde)
cholekinetische
(die Entleerung der Gallenblase fördernde)
magensaftanregende
diuretische
(die Harnausscheidung verstärkend)

mögliche Wirkungen
laxierende
(abführende)
antikanzerogene
(das Krebsrisiko senkend)
pankreassaftanregende
(Bauchspeicheldrüsensekret anregende)

Droge: die Wurzel
Inhaltsstoffe: Taraxacin; Taraxasterol; Pseudotaraxasterol; Taraxerol; ß-Amyrin; Harz; Phlobaphene; Cholin; Pektin; Kaffeesäure; Zucker; Inulin; Mannit; Tyrosinase; Schleim; Eiweiß; Spuren äther. Öls; Nicotinsäure; -amid; Asparagin; Saponin u.a.
Anwendungsbeispiel: 3 – 5 g getrocknete Wurzel pro 150 ml Wasser als Aufguss, bis dreimal täglich oder als Urtinktur

Addendum: Die erfolgreiche Behandlung der **Gicht** und von Hautleiden mit der Droge ist beschrieben.
Die im Frühjahr vor der Blütezeit gesammelte, mit Blütenstandknospen versehene, ganze, getrocknete Pflanze wird medizinisch ähnlich genutzt.

Lungenkraut
Pulmonaria officinalis

Bis 20 cm hohe, anfangs rosa, dann violett, selten karminrot oder weiß blühende Pflanze, die in Mittel- und Osteuropa bis zum Kaukasus heimisch ist.

Indikationen
Zystitis/Pyelitis
(Blasenentzündung/
Nierenbeckenentzündung)
Bronchitis
(Entzündung der größeren verzweigten
Atemwege – der Bronchien)
Diarrhoe/Kolitis
(Durchfall/Entzündung des Dickdarms)
bei Lungentuberkulose additiv
(ergänzend)

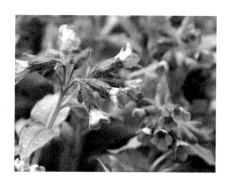

gesicherte Wirkungen
bakteriostatische
(Wachstum von Bakterien hemmende)
diuretische
(die Harnausscheidung verstärkend)
reizmildernde
adstringierende
(zusammenziehende)

mögliche Wirkungen
auswurffördernde
antikanzerogene
(das Krebsrisiko senkend)

Droge: das Kraut
Inhaltsstoffe: Schleimstoffe; Fructane; bis 15% Mineralien (mehr als 2,6% Gesamtkieselsäure); bis 10% Tannin; Rohsaponin; Allantoin; Blausäure; Kämpferol; Querzetin; Bornesit; fettes Öl; Carotin; Vitamin C u.a.
Anwendungsbeispiel: 1,5 g getrocknete Droge pro 250 ml Wasser als Aufguss (5-10 Minuten ziehen lassen, dann abfiltrieren). Mehrere Tassen pro Tag oder als Urtinktur

Addendum: Die äußerliche Anwendung bei schlecht heilenden Wunden ist beschrieben.

Mädesüß
Filipendula ulmaria

60 bis 150 cm hohe, stattliche, gelblichweiß blühende Pflanze, die in Europa und Nordasien heimisch ist.

Indikationen
rheumatische Erkrankungen
(Erkrankung der Weichteile)
Schmerzen
Fieber
Zystitis
(Blasenentzündung)

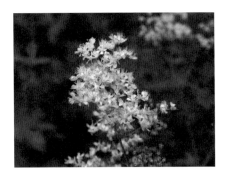

gesicherte Wirkungen
diuretische (die Harnausscheidung verstärkend)
adstringierende (zusammenziehende)
analgetische (schmerzstillende)
antiphlogistische (entzündungshemmende)
diaphoretische (schweißtreibende)

mögliche Wirkung
choleretische (den Gallenfluss fördernde)

Droge: die Blüten
Inhaltsstoffe: äther. Öl mit Salicin, Gaultherin, Spiraein, Spiraeosid, Heliotropin, Vanillin, Benzol, Äthylbenzoat, Methylsalicylat, 70% Salicylaldehyd u.a.; Anthocyanidin; Anthocyanin; Querzetin; freie Salicylsäure; Gerbstoff u.a.
Anwendungsbeispiel: Einzeldosis: 2 g getrocknete Blüten pro 150 ml Wasser als Aufguss, mehrmals täglich oder als Urtinktur

Addendum: Das Kraut/Blüten und die Wurzel werden medizinisch ähnlich genutzt.

Maiglöckchen
Convallaria majalis

10 bis 20 cm hohe, wohlriechende, weiß- bis rosablühende Pflanze, die in Europa, im gemäßigten Asien und in Nordamerika heimisch ist.

Indikation
Herzinsuffizienz
(Herzschwäche)

gesicherte Wirkungen
herztonisierende
(herzmuskelstärkend)
diuretische
(die Harnausscheidung verstärkend)
sedierende
(beruhigende)
laxierende
(abführende)

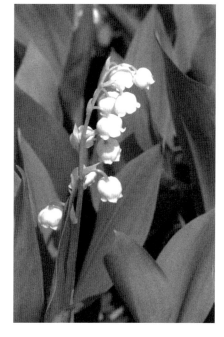

Droge: das Kraut
Inhaltsstoffe: bis 0,4% Cardenolide (Convallatoxin, Convallatoxol, Convallosid, Vallarotoxin, Majalosid, Strophanthidinderivate u.a.); Saponine; Rutin; Isorhamnetin; Kämpferolglykosid; Chlorogen-, Kaffee-, Ferula-, Chelidon-, Äpfel- und Zitronensäure; Harze; äther. Öl; Wachs; Calciumoxalat; Carotin u.a.
Anwendungsbeispiel: Einzeldosis 0,2 g pulverisierte Droge standardisiert auf 0,2% Convallatoxin, mittlere Tagesdosis 0,6 g oder als Urtinktur

Addendum: Das wirksamste der mehr als 20 verschiedenen Convallariaglykoside ist das hydrophile Convallatoxin, das nur zu etwa 10% aus dem Darm resorbiert und gut renal eliminiert wird. Die Vollwirkdosis ist nach 2 Tagen ausgeschieden (Abklingquote 40 bis 50%): daher gute Steuerbarkeit und geringe Nebenwirkungen.
Convallosid wirkt digitalisähnlich; Convallatoxin und Convallatoxol besitzen einen gering strophanthinartigen Effekt, wirken aber ausgeprägt sedierend.
Die Gesamtglykoside werden besser resorbiert als das isolierte Convallatoxin.
Bei **Überdosierung** wurden Übelkeit, Erbrechen, Durchfälle, verstärkte Diurese, Benommenheit, Schwindel und Herzschwäche beobachtet, bei **letaler Vergiftung Tod im Kollaps.**

Malve
Malva silvestris

25 bis 120 cm hohe, rosaviolett blühende Pflanze, die in Europa, Sibirien, Kleinasien, Vorderindien und in Nordafrika heimisch ist.

Indikationen
Bronchitis/Reizhusten
  (Entzündung der größeren verzweigten
  Atemwege – der Bronchien)
Laryngitis (Kehlkopfentzündung)
chron. Obstipation
  (Verstopfung, Darmträgheit)
Zystitis
  (Blasenentzündung)

gesicherte Wirkungen
reizmildernde
gering laxierende
  (abführende)

mögliche Wirkung
adstringierende
  (zusammenziehende)

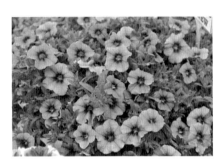

Droge: die Blüten
Inhaltsstoffe: 6 bis 8% Schleimstoffe; Gerbstoff; Malvin u.a.
Anwendungsbeispiel: 1,5 - 2 g getrocknete Droge pro 150 ml Wasser als Aufguss (10 Minuten ziehen lassen). Maximale Dosis 5 g pro Tag oder als Urtinktur

Addendum: Die äußerliche Anwendung der Droge bei schlecht heilenden Wunden ist beschrieben.
Der Extrakt aus frischen Malvenblättern besitzt einen verzögernden Effekt auf die Vernarbung, außerdem eine blutzuckererhöhende Wirkung.

Mariendistel
Silybum marianum

60 bis 150 cm hohe, purpurn blühende Pflanze, die in warmgemäßigten Klimazonen ubiquitär vorkommt.

Indikationen
Hepatopathie
(Unbestimmte Leberstörung)
Cholangio-/Cholezystopathie
(Erkrankung der Gallengänge/
Reizgallenblase)
Dyspepsie
(Reizmagen/Verdauungsbeschwerden
wie: Magenschmerzen/Völlegefühl)

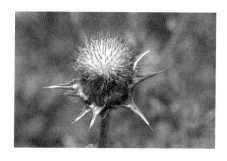

gesicherte Wirkungen
antihepatotoxische (gegen Lebergifte wirksam)
magensaftanregende
choleretische (den Gallenfluss fördernde)

mögliche Wirkungen
antipyretische (fiebersenkende)
spasmolytische (krampflösende)
antihämorrhagische (Gerinnungsfähigkeit
des Bluts steigernde)

Droge: die Früchte/Samen
Inhaltsstoffe: 0,1% äther. Öl; Schleim; Agmatin; Phytomelan; Spuren von Catechingerbstoffen; bittere Harzsäure; bis 28% Eiweiß; Tyramin; Histamin; bis 28% fettes Öl; Silymarin u.a.
Anwendungsbeispiel: 1 - 2 g pulverisierte Droge pro Tag oder als Urtinktur oder als Fertigpräparate

Addendum: Silymarin besitzt an verschiedenen pathophysiologischen Modellen und gegen unterschiedliche hepatische Noxen eine mehr oder weniger ausgeprägte protektive und kurative Wirkung. Die Leberschutzfunktion beruht dabei auf einem komplexen Wirkungsmechanismus.
Die Mariendistelsamen (pulverisiert in einer Dosis von 1 bis 2 g pro Tag) sollen eine blutdrucksenkende (Tyraminwirkung) und antikanzerogene Wirkung besitzen.

Meerrettich
Armoracia rusticana

40 bis 125 cm hohe, weiß blühende Pflanze, die in Europa heimisch ist.

Indikationen
bakterielle Infektionen
(bakterielle Entzündungen)
Zystitis/Pyelitis
(Blasenentzündung/
Nierenbeckenentzündung)
Ödeme
(Schwellung – Lymph-Ansammlung)
Dyspepsie
(Reizmagen/Verdauungsbeschwerden
wie: Magenschmerzen/Völlegefühl)

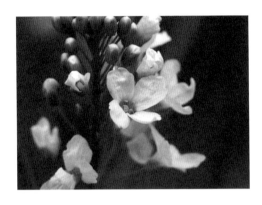

gesicherte Wirkungen
antibiotische (Bakterien abtötende)
diuretische (die Harnausscheidung
verstärkend)
magensaftanregende

mögliche Wirkungen
antikanzerogene (das Krebsrisiko senkend)
spasmolytische (krampflösende)

Droge: die Wurzel
Inhaltsstoffe: bis 0,2% äther. Öl mit 85% Allylsenföl und 15% ß-Phenyläthylsenföl; Sinigrin; Myrosin; Asparagin; Glutamin; Arginin; Alloxurbasen; Pektin; Rhodanderivate; Vitamin B1 und C, antibiotisch wirksame Verbindungen; Enzyme u.a.
Anwendungsbeispiel: 4 Tropfen Urtinktur in Wasser, bis dreimal täglich oder als frische Wurzel

Addendum: Die antibakterielle Wirkung der Droge auf gramnegative Bakterien beruht hauptsächlich auf dem Allylsenfölbestandteil, die Wirkung auf grampositive Bakterien beruht im Wesentlichen auf dem Phenyläthylsenföl.
Der schleimhautreizende Senfölgehalt der Droge besitzt bei äußerlicher Anwendung eine ausgeprägt durchblutungsfördernde Wirkung.
Die frische Droge wird zur Aufbewahrung in Erde eingegraben.

Meerträubchen
Ephedra-Arten

Strauchige, bis 1 m hohe Rutengewächse, die im subtropischen Asien, im Mittelmeergebiet und in Indien heimisch sind.

Indikationen
Asthma bronchiale
(chronische, anfallsartig auftretende Atemwegserkrankung)
Rhinitis
(Nasenkatarrh, Schnupfen)
Hypotonie
(erniedrigter Blutdruck)
Adipositas
(Fettleibigkeit)

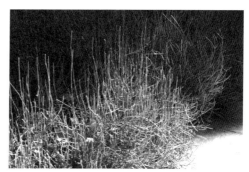

gesicherte Wirkungen
sympathikomimetische (Verstärkung des Sympathikusnervensystems)
vasokonstriktorische (gefäßverengende)
bronchospasmolytische (krampflösende)
atemanregende
leicht blutdrucksteigernde
blutzuckersteigernde
zentral anregende
appetithemmende
diuretische (die Harnausscheidung verstärkend)

Droge: die jungen Zweige
Inhaltsstoffe: bis 3,3% Alkaloide (Ephedrin, Pseudoephedrin, Methylephedrin, Norephedrin, N-Methylpseudoephedrin, Norpseudoephedrin u.a.); Gerbstoffe; Saponine; Brenzcatechin; Glykoflavon; äther. Öl u.a.
Anwendungsbeispiel: 3 Tropfen Urtinktur in Wasser, bis dreimal täglich

Addendum: Kontraindikationen sind Hypertonie, Diabetes mellitus und Hyperthyreose.
Ein günstiger Einfluss der Droge bei allergischen Erkrankungen ist beschrieben.
Bei lokaler Anwendung am Auge besitzt die Droge eine mydriatische Wirkung.

Weiße Meerzwiebel
Scilla maritima

50 bis 130 cm hohe, hell blühende Pflanze mit großer, zum Teil aus dem Boden herausragender Zwiebel, die im Mittelmeergebiet heimisch ist.

Indikationen
Herzinsuffizienz
(Herzschwäche)
Niereninsuffizienz
(Nierenschwäche)

gesicherte Wirkungen
herztonisierende
(herzmuskelstärkend)
diuretische
(die Harnausscheidung verstärkend)

mögliche Wirkung
auswurffördernde

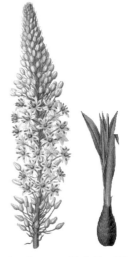

Droge: die Zwiebel
Inhaltsstoffe: bis 0,4% Glykoside (Hauptglykosidkomplex: Scillaren A, Nebenglykosidkomplex: Scillaren B); Glucosid-, Querzetin-, Kämpferolderivate; p-Cumar-, Chelidonsäure; Stigmasterin, ß-Sitosterin, Gerbstoff, ungesättigte Fettsäuren u.a.
Anwendungsbeispiel: 0,1 – 0,5 g pulverisierte Droge standardisiert auf 0,2% Proscillaridin A oder als Urtinktur
Addendum: Die parenterale Vollwirkdosis beträgt 0,7 mg, die Erhaltungsdosis 0,35 mg, die Abklingquote etwa 50%. Die Wirkung tritt 10 bis 30 Minuten nach der parenteralen Applikation ein.
Die Resorptionsquote (etwa 25%) nach oraler Applikation ist in erster Linie von der galenischen Zubereitung der Droge abhängig.
Der herzfrequenzsenkende Effekt der Droge ist gering, die diuretische Wirkung stärker als die von Digitalis. Die Herzwirkung der Droge liegt zwischen der von Digitalis und Strophanthin. Therapeutisch werden auch die isolierten Reinglykoside Scillaren A und Proscillaridin A verwendet.
Die Ausscheidung der Scillaglykoside erfolgt unabhängig von der Nierenfunktion: daher kaum Kumulation!
Außerdem beschleunigt die Droge die Ausscheidung harnpflichtiger Stoffe.
Die Anwendung der Droge ist vor allem bei Strophanthin- und Digitalisunverträglichkeit indiziert.
Nervöse Herzstörungen werden durch die Droge nicht beeinflusst.
In höheren Dosen ruft die Droge Schleimhautreizung, Schwindel und Erbrechen hervor. Weitere Vergiftungserscheinungen siehe Digitalis.
Die artverwandte rote Meerzwiebel enthält andere Glykosidbestandteile, sie enthält u.a. das für Nager giftige Scillirosid.

Meisterwurz
Peucedanum ostruthium

30 bis 100 cm hohe, würzig riechende, weiß- oder rötlich blühende Pflanze, die im mitteleuropäischen Gebirge, auf dem Balkan und in Russland heimisch ist.

Indikationen
Dyspepsie
(Reizmagen/Verdauungsbeschwerden wie: Magenschmerzen/Völlegefühl)
nervöse Störungen
(Störungen, die mit verändertem seelischem Befinden einhergehen)

gesicherte Wirkungen
magensaftanregende
gering sedierende
(gering beruhigende)

mögliche Wirkungen
karminative (gegen Blähungen)
diuretische (die Harnausscheidung verstärkend)
diaphoretische (schweißtreibende)
auswurffördernde

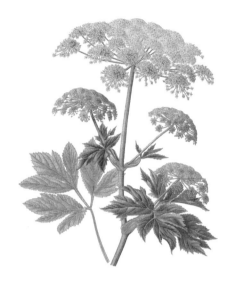

Droge: der Wurzelstock
Inhaltsstoffe: bis 1,4% äther. Öl mit 95% Terpenen, einem Sesquiterpen, freier Palmitin-, Senecio-, Isovalerian-, Ameisen-, Essigsäure, Isobuttersäurederivaten u.a.; Chlorogen-, Kaffeesäure; Gerbstoff; Harz; Stärke; fettes Öl; Peucenin; Cumarinderivate u.a.
Anwendungsbeispiel: 4 Tropfen Urtinktur in Wasser, zwei Mal täglich

Addendum: Früher wurde die Droge als Allheilmittel verwendet. Die äußerliche Anwendung der Droge zur Wundheilung ist beschrieben.
Eine kanzerogene Wirkung in hohen Dosen wird diskutiert

Melisse
Melissa officinalis

30 bis 120 cm hohe, zitronenähnlich riechende, gelblich, weiß oder rosagefleckt blühende Pflanze, die in warmgemäßigten Klimazonen ubiquitär vorkommt.

Indikationen
nervöse Störungen
(Störungen, die mit verändertem seelischem Befinden einhergehen)
Dyssomnie
(Schlafstörung)
zerebrale Anfälle
(Krampfanfälle)
Depressionen
(seelische Störungen mit Nieder- geschlagenheit als Leitsymptom)
Migräne
(Kopfschmerzattacken)

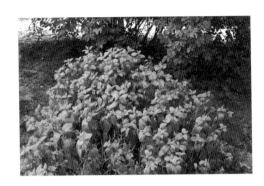

gesicherte Wirkungen
sedierende (beruhigende)
viruzide (virustötend)
diuretische (die Harnausscheidung verstärkend)

mögliche Wirkungen
choleretische (den Gallenfluss fördernde)
spasmolytische (krampflösende)
karminative (gegen Blähungen)
diaphoretische (schweißtreibende)

Droge: die Blätter
Inhaltsstoffe: bis 0,25% äther. Öl mit Linalool, Geraniol, Citral, Citronellal u.a.; bis 5% Catechingerbstoffe; Bernstein-, Kaffee-, Ursol-, Oleanolsäure; Stachyose; Wachs; Bitterstoff u.a.
Anwendungsbeispiel: 2 – 3 g getrocknete Droge pro 150 ml Wasser als Aufguss, bis dreimal täglich oder als Urtinktur

Addendum: Die Droge wird äußerlich zu Bädern und Umschlägen verwendet.

Mistel
Viscum album

1 bis 10 m großer, immergrüner, auf Bäumen schmarotzender Strauch, der in Europa, Afrika und Asien heimisch ist.

Indikationen
Neoplasmen
(Neubildung von Körpergewebe ohne Aussage über Gut- oder Bösartigkeit des Tumors)
Hypertonie
(Bluthochdruck)
Niereninsuffizienz
(Nierenschwäche)

gesicherte Wirkungen
antikanzerogene
(das Krebsrisiko senkende)
blutdrucksenkende
herzfrequenzsteigernde
diuretische
(die Harnausscheidung verstärkend)

mögliche Wirkung
blutharnsäuresenkende

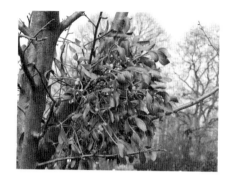

Droge: die Blätter und die jüngeren Zweige
Inhaltsstoffe: ß-Amyrin; Lupeol; Tyramin; ß-Phenyläthylamin; Cholin; Acetylcholin; Histamin; Oleanol-, Gamma- Aminobuttersäure; Mannit; Querzit; Inosit; Kaffee-, Sinapinsäure; Querzetinderivate; Carotinoide; Arabinose; Rhamnose u.a.
Anwendungsbeispiel: 4 Tropfen Urtinktur in Wasser, bis dreimal täglich oder als Spritzen verabreicht

Addendum: Der Wirkungsmechanismus des blutdrucksenkenden Effekts ist noch unklar.
Neben der tumorhemmenden Wirkung besitzt die Droge auch eine immunstimulierende Wirkung, die durch eine spezifische Anregung des Thymuswachstums charakterisiert ist.
Die erfolgreiche Behandlung bei Arthrose, Spondylose, Neuritis und chronischen Gelenkserkrankungen ist beschrieben. Wegen ihrer **abortiven** Wirkung ist die Droge **in der Gravidität kontraindiziert**. Bei Injektionen können Verhärtungen im Gewebe auftreten.
Es scheint gesichert, dass harnpflichtige Substanzen durch die Droge vermehrt ausgeschieden werden.

Mönchspfeffer
Vitex agnus castus

Bis 4 m hoher Strauch, der zur Familie der Eisenkrautgewächse gehört. Umgangssprachlich auch Keuschbaum oder Keuschlamm genannt. Heimisch im Mittelmeerraum, bevorzugt an feuchten Plätzen. Optisch dem Hanf sehr ähnlich.

Indikationen
Prämenstruelles Syndrom (Beschwerden vor der Regelblutung)
Zyklusstörungen
Unerfüllter Kinderwunsch
Mastodynie (Spannen der Brust)
Akne
Menopause

gesicherte Wirkungen
hemmt die Prolaktinsekretion der Hypophyse (dopaminerge Wirkung)

mögliche Wirkungen
östrogene (die Steuerung des Zyklus betreffend)
opioid-ähnlich (morphinartige Eigenschaften)

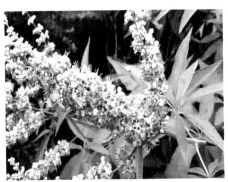

Droge: die Samen
Inhaltsstoffe: die Iridoidglykoside Agnusid und Aucubin; die Flavonoide Casticin (bis 2%), Penduletin, Chrysospenol-D, Vitexin und Eupatorin; bis zu 1,2 % ätherisches Öl mit 1,8-Cineol, Limonen, α- und β-Pinen, Bornylacetat, Campher, p-Cymol, u.a.; Diterpene: als Hauptkomponenten der Triglyceride wurden Caprinsäure, Palmitinsäure, Palmitoleinsäure und Stearinsäure identifiziert.
Anwendungsbeispiel: 20 mg Trockenextrakt (Droge-Extrakt-Verhältnis 6-12:1, Solvent Ethanol 60%) als Tagesdosis.

Addendum: Schon in der Antike wurde die Droge medizinisch genutzt. Im Mittelalter wurden die fleischigen, rotschwarzen Früchte als Gewürz und Anaphrodisiakum (Mittel, das den Geschlechtstrieb mindern) verwendet, um den Mönchen das enthaltsame Leben zu erleichtern.
Die Daten zur präklinischen Sicherheit sind unzureichend, weshalb schwangere Frauen die Droge nicht einnehmen sollten und ebenso stillende Frauen, weil durch die Hemmung der Prolaktinresektion wahrscheinlich die Milchproduktion gehemmt wird. **Hypophysentumoren** gelten als **Kontraindikation**.

Da Amenorrhoe (Ausbleiben der Periode), Unfruchtbarkeit und das prämenstruelle Syndrom (PMS) mit einem erhöhten Prolaktinspiegel im Serum einhergehen, ist die Wirkung plausibel. Beim PMS werden sowohl die Affektstörungen (Depressionen, Wutausbrüche, Reizbarkeit, Ängste, Verwirrtheit, sozialer Rückzug) wie auch die körperlichen Beschwerden (Spannungen in der Brust, Blähbauch, Kopfschmerzen, Beinödeme) gebessert. Ein Schweizer Spezialextrakt hat beim PMS aufgrund der Studienlage „Well Established Use-Status" in der Schweiz; in Deutschland sind die zugelassenen Präparate als „Traditional Use" eingestuft und werden nur bei geringen Beschwerden in den Tagen vor der Menstruation empfohlen. Schwerwiegende Nebenwirkungen sind bislang nicht aufgetreten, beobachtet wurden Übelkeit, Kopfschmerzen, Pruritus, Bauchbeschwerden, Akne, Menstruationsstörungen und allergische Reaktionen. Wechselwirkungen mit Dopamin- oder Östrogen-Agonisten bzw. –Antagonisten sowie Opioiden sind nicht ausgeschlossen, da die Inhaltsstoffe über Östrogen-, Mu- und Delta-Opioid-Rezeptoren wirken.

Echte Myrte
Myrtus communis

Immergrüner Strauch oder bis 5 m hoher Baum, der im Mittelmeergebiet und in Vorderasien heimisch ist.

Indikationen
Bronchitis
(Entzündung der größeren verzweigten Atemwege – der Bronchien)
Sinusitis
(Nasennebenhöhlenentzündung)

gesicherte Wirkungen
adstringierende (zusammenziehende)
antibakterielle (gegen Bakterien wirkend)

mögliche Wirkung
verdauungssaftanregende

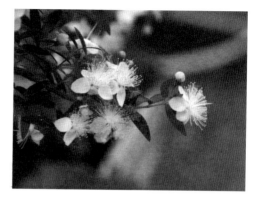

Droge: die Blätter
Inhaltsstoffe: bis 0,6% äther. Öl mit alpha-Pinen, Limonen, Dipenten, Camphen, Myrtenol, Linalool, Geraniol, Nerol, 1,8-Cineol, Aldehyden; etwa 14% Gerbstoffe; Bitterstoffe; Harz; Gallussäure; Myricetin; Myrizitrin; Ellagsäure u.a.
Anwendungsbeispiel: 20 g pro Liter Wasser als Aufguss (15 Minuten ziehen lassen) 3 Tassen pro Tag oder als Urtinktur

Addendum: In hohen Dosen wurden Schwindel, Kopfschmerzen und Abgeschlagenheit beobachtet.
Kontraindikation: Schwangerschaft (**Abortgefahr!**).
Die Anwendung der Droge z.B. bei Infektionen in der Mundhöhle ist beschrieben.

Weiße Nieswurz
Veratrum album

50 bis 150 cm hohe, weiß bis grünlich blühende Pflanze, die in den gebirgigen Regionen Europas und Nordasiens heimisch ist.

Indikation
Hypertonie
  (Bluthochdruck)

gesicherte Wirkungen
blutdrucksenkende
zentral erregende
fungizide
  (Pilze oder ihre Sporen abtötende)
emetische
  (den Würgreflex auslösende)
abführende

mögliche Wirkung
spasmolytische
  (krampflösende)

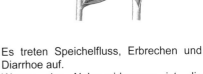

Droge: der Wurzelstock
Inhaltsstoffe: etwa 1% Alkaloide (Pseudojervoin, Jervin, Veratramin, Rubijervin, Veratrobasin, Geralbin, Zygacin u.a.); Veralkamin; Veralobin; Veramin; Veralinin; Loverain; Alkamin; Verarin; Verarein; organische Säuren; Stärke; Harz u.a.
Anwendungsbeispiel: 0,02 - 0,1 g pulverisierte Droge pro Tag oder als Urtinktur

Addendum: Die Veratrum-Alkaloide zählen zu den stärksten Pflanzenwirkstoffen; die Hauptwirkungen kommen durch direkten Angriff an der Zellmembran zustande.
Die Droge erregt die sensiblen Nervenendigungen der Haut, erzeugt an der Nasenschleimhaut heftigen Niesreiz. Es treten Speichelfluss, Erbrechen und Diarrhoe auf.
Wegen der Nebenwirkungen ist die medizinische Anwendung problematisch, die therapeutische Nutzung isolierter, eventuell modifizierter Reinsubstanzen aber in der Zukunft wahrscheinlich!
Vergiftungserscheinungen: Bradykardie, Speichelfluss, Miosis, Erbrechen, Diarrhoe, sensorielle Störungen, Erregungszustände, Krämpfe, Kollaps, Kreislaufschwäche.
Dosis letalis (tödlich): 1 bis 2 g per os.
Die artverwandte grüne Nieswurz, Veratrum viride, besitzt ebenfalls blutdrucksenkende und pulsverlangsamende Wirkstoffe und kann in Form standardisierter Extrakte medizinisch eingesetzt werden.

Odermennig
Agrimonia eupatoria

40 bis 60 cm hohe, gelb blühende Pflanze, die in Nord- und Mitteleuropa, in Russland, den Balkanländern, dem gemäßigten Asien und in Nordamerika vorkommt.

Indikationen
Gallenkoliken
  (Kolik = krampfartig auf- und
  abwallende Schmerzen im Bauch)
Nierenkoliken
Rheuma (P.c.P.)
  (Gelenkrheuma)
M. Crohn
  (chronisch-entzündlichen Darmerkrankungen)

gesicherte Wirkungen
adstringierende (zusammenziehende)
spasmolytische (krampflösende)
antiphlogistische (entzündungshemmende)
antiallergische
schwach antibakterielle (schwach gegen
  Bakterien wirkend)

mögliche Wirkungen
sedierende (beruhigende)
blutzuckersenkende

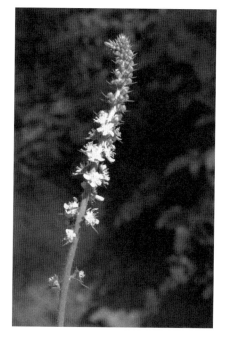

Droge: das Kraut
Inhaltsstoffe: Catechingerbstoffe; Querzitrin; Ellagengerbstoff; Bitterstoff; Nicotinsäureamid; Spuren äther. Öls und organischer Säuren; Vitamin B1, C und K; Triterpene; Leukoanthocyane u.a.
Anwendungsbeispiel: Maximale Dosis: 6 g getrocknete Droge pro Tag oder als Urtinktur

Addendum: Die erfolgreiche Behandlung des Asthma bronchiale und der allergischen Rhinitis ist beschrieben.
Die Droge wird äußerlich bei Geschwüren, zum Gurgeln bei Pharyngitis, zu Umschlägen bei juckenden Hauterkrankungen und bei Ekzemen sowie bei Konjunktivitiden angewendet.

Oleander
Nerium oleander

Bis 5 m hoher Strauch oder kleiner weiß bis rot blühender Baum, der im Mittelmeergebiet heimisch ist.

Indikationen
leichte Herzinsuffizienz
(Herzschwäche)
Altersherz

gesicherte Wirkungen
positiv inotrope
(Steigerung der Schlagkraft des Herzens ohne Frequenzerhöhung)
negativ chronotrope
(Herzfrequenz senkend)
diuretische
(die Harnausscheidung verstärkend)

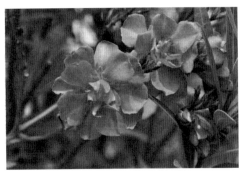

Droge: die Blätter
Inhaltsstoffe: etwa 1 % Cardenolidglykoside (Oleandrin, Desacetyloleandrin, Oleandrigenin, Adynerin, Neriantin, Neriin u.a.); Rutin; Dambonit; Ursol-, Oleanolsäure; Gerbstoff; Harz u.a.
Anwendungsbeispiel: Homöopathische Drogenverbindung in Wasser, zweimal täglich wenn andere Drogen nicht wirken.

Addendum: Die Herzwirkung der Droge ist schwächer als die von Digitalis, Scilla oder Convallaria.
Der Bestandteil Rosagenin ist ein pikrotoxinartig wirkendes Krampfgift.
Alle Teile der Pflanze sind **toxisch**. Vergiftungen können auch nach Genuss von aus Oleanderblüten stammendem Honig auftreten: Übelkeit, Kopfschmerzen, Erbrechen, Koliken, Diarrhoe, Bradykardie, später Arrhythmie, dann zunehmende Herzschwäche, Zyanose und Dyspnoe. **Tod durch Herzlähmung**.
Die äußerliche Anwendung der Droge bei Hautausschlägen ist beschrieben.

Orthosiphon
Orthosiphon spicatus

30 bis 120 cm hoher, weiß bis lila blühender Halbstrauch, der in Südostasien und im tropischen Amerika heimisch ist.

Indikationen
Zystitis
(Blasenentzündung)
Nephropathie
(nicht entzündliche, z.B. toxische oder erbliche Nierenschädigungen)
Cholangio-/Cholezystopathie
(Erkrankung der Gallengänge/Reizgallenblase)
bei Diabetes mellitus additiv
(bei Zuckerkrankheit ergänzend)

gesicherte Wirkungen
diuretische (die Harnausscheidung verstärkend)
choleretische (den Gallenfluss fördernd)
cholekinetische (die Entleerung der Gallenblase fördernd)
blutzuckersenkende

mögliche Wirkungen
spasmolytische (krampflösende)
antibakterielle (gegen Bakterien wirkend)

Droge: die Blätter
Inhaltsstoffe: etwa 0,5% äther. Öl; Sapophonin; Saponine; ß-Sitosterin; alpha- und ß-Amyrin; Orthosiphonin; etwa 5,7% Gerbstoffe; Flavone; Spuren von fettem Öl u.a.
Anwendungsbeispiel: 2,5 g pro 150 ml Wasser als Aufguss (15 Minuten ziehen lassen). Maximal 5 g Droge pro Tag oder als Urtinktur

Addendum: Die erfolgreiche Behandlung der Hyperurikämie und der Hypertonie ist beschrieben.
Der blutzuckersenkende Effekt der Droge wird durch eine vermehrte Glykogenspeicherung bedingt.

Osterluzei
Aristolochia clematis

60 bis 120 cm hohe, zitronengelb blühende Pflanze, die im Mittelmeergebiet heimisch ist.

Indikationen (unter Vorbehalt, siehe unten)
Eiterungen
Abwehrschwäche

gesicherte Wirkungen
kanzerogene (das Krebsrisiko erhöhend)
abwehrsteigernde
bakterizide (Bakterien schädigende und/oder abtötende)

mögliche Wirkung
emmenagoge (die Monatsblutung anregende)

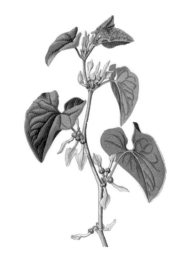

Droge: das Kraut
Inhaltsstoffe: Aristolochiasäure; Iso-Aristolochiasäure; Nor-Aristolochiasäure; Aristolochin; äther. Öl; Gerbstoffe; Clematitin; Magnoflorin; harzige Substanzen; ß-Sitosterin; Trimethylamin; Cholin; Dihydrophenylalanin; Saponin; Flavonglykoside; Zitronensäure; Allantoin u.a.
Anwendungsbeispiel: Medizinisch verwendet werden dürfen laut Beschluss des Bundesgesundheitsamtes in Deutschland aus dem Jahre 1981 nur homöopathische Drogenverdünnungen D11 und höher

Addendum: Tierexperimentell wurde bei Ratten nach 3monatiger Applikation von 1 mg pro kg Aristolochiasäure eine Papillomatose des Magens beobachtet, nach Applikation von 10 mg pro kg eine Papillomatose mit zum Teil maligner Entartung. Die abwehrsteigernde Wirkung der Droge beruht auf einer Steigerung der Phagozytose-Aktivität der Leukozyten.

Schwarzpappel
Populus nigra

Bis 30 m hoher, stattlicher Baum mit schief aufstrebenden Ästen, der im Himalaja heimisch ist, in Mittel- und Osteuropa aber vielfach angebaut wird.

Indikationen
chron. Polyarthritis
(andauernde entzündliche Erkrankung der Gelenke)
Arthralgien
(Gelenkschmerzen)
Schmerzen/ Neuralgien
(Nervenschmerzen)
Hyperurikämie
(Erhöhung des Harnsäurespiegels)
grippaler Infekt
(Erkältung)

gesicherte Wirkungen
analgetische (schmerzstillende)
antiphlogistische (entzündungshemmende)
blutharnsäuresenkende
antipyretische (fiebersenkende)
fungizide (Pilze oder ihre Sporen abtötend)
adstringierende (zusammenziehende)

mögliche Wirkungen
diuretische (die Harnausscheidung verstärkend)
auswurffördernde
antiseptische (keimreduzierende und –bekämpfende)

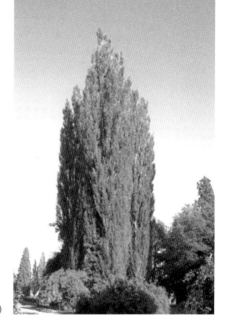

Droge: die Blattknospen
Inhaltsstoffe: etwa 0,5% äther. Öl (mit Humulen, alpha- und ß-Caryophyllen, Sesquiterpen u.a.); Phenolglykoside (Salicin, Populin u.a.); Chrysin; Gerbstoff; Mannit; Harze; Fett; Gallussäure u.a.
Anwendungsbeispiel: 4 Tropfen Urtinktur in Wasser, bis zu drei Mal täglich

Addendum: Die Senkung der Blutharnsäure wird vor allem durch eine vermehrte Harnsäureausscheidung erzielt.
Der Bestandteil Saligenin wird im Organismus zu Salicylsäure oxydiert und mit dem Harn als Salicylursäure ausgeschieden. Salicin und Saligenin werden zu 86% resorbiert und bewirken einen über mehrere Stunden konstanten Salicylatspiegel im Plasma. Die Droge wird dabei besser vertragen als reine Salicylatpräparate.
Die äußerliche Anwendung der Droge als mildes Hautreizmittel ist beschrieben z.B. bei Rheuma und Gicht.
Andere Populus-Arten können als Ersatz verwendet werden.

Paprika/Cayenne Pfeffer/Chili
Capsicum annuum oder Capsicum frutescens

Ein- oder zweijähriges Nachtschattengewächs, auch „Spanischer Pfeffer" genannt, das in Mittel- und Südamerika heimisch ist und weltweit kultiviert wird. Zur Gewinnung der Arzneidroge dienen nur scharfe Sorten mit einem definierten Capsaicinoidgehalt. Die kegelförmigen, bis 12 cm langen Scheinfrüchte sind orange, braun- bis dunkelrot, außen glänzend und glatt. Die bis 5 mm großen Samen sind hellgelb und schmecken brennend scharf.

Indikationen

innerlich (wenig scharfer Gewürzpaprika):
Verdauungsbeschwerden
Fettsucht

äußerlich (auf Capsaicin standardisierte Zubereitungen):
neuropathische (Nerven-) Schmerzen
 aufgrund von
  Post-Zoster-Neuralgien (Gürtelrose)
  Diabetes mellitus (Zuckerkrankheit)
Psoriasis (Schuppenflechte)
entzündliches/degeneratives Rheuma
unspezifische chronische Rückenschmerzen
Fibromyalgie (Faser-Muskel-Schmerz)
postoperative Neuralgie (Nervenschmerzen)
neurogene Blasenstörungen (durch Nerven-
 schädigung bedingte)

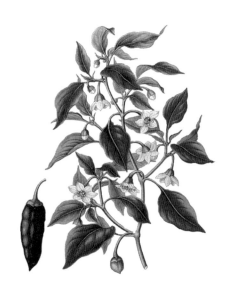

gesicherte Wirkungen

innerlich:
antidyspeptische (gegen Verdauungsstörungen)
schleimhautreizende

äußerlich:
hautreizende
nervenzerstörende
antientzündliche
schmerzlindernde

mögliche Wirkungen

innerlich:
antikanzerogene (das Krebsrisiko senkende)
herzschützende
cholesterinsenkende
appetithemmende
stoffwechselanregende
darmanregende

Droge: Pulver aus schonend getrockneten Pseudofrüchten (innerlich). Extrahierte Capsaicinoide aus der Pseudofrucht (äußerlich)
Inhaltsstoffe: Bis zu 0,22% Scharfstoffe (Capsaicinoide); bis zu 0,1% ätherisches Öl; Saponine; bis zu 0,8% Carotinoide u.a.
Anwendungsbeispiel: Tagesdosis für den innerlichen Gebrauch: nicht definiert; für die äußere Anwendung: 4 x tägliches Auftragen von Zubereitungen, die bis zu 0,075 % Capsaicin enthalten oder einmaliges Aufkleben eines Capsaicin-Pflasters pro 24 Stunden.

Addendum: Capsaicin wirkt über den körpereigenen Vanilloidrezeptor, interagiert mit Neuropeptiden. Nur selten muss die äußerliche Therapie wegen unerträglichem Hautbrennen und stechenden Schmerzen abgebrochen werden. Erfolgreich wurde zusätzlich Pfefferminzöl aufgetragen, um das Brennen zu reduzieren. Empfohlener Behandlungszeitraum 3 Monate (bei hoher Konzentration, danach erst nach 3 bis 6 Monaten bei Wiederauftreten der Beschwerden die äußerliche Behandlung fortsetzen).

Tierexperimentell gibt es Hinweise für eine zellschädigende Wirkung, denn nach Verfüttern von Paprika/Chilischoten oder -pulver über 12 Monate wurden bei Nagern Adendokarzinome im Magen-Darmtrakt und Leberzellkarzinome beobachtet. Auch epidemiologische Studien weisen auf den Zusammenhang zwischen dem Verzehr von Pfefferschoten und Magen- und Gallenblasenkrebs. Für diese Wirkung ist **nicht** das Capsaicin verantwortlich, sondern Verunreinigungen oder andere Inhaltsstoffe der Pseudofrucht. Capsaicin hemmt die Vermehrung verschiedener Krebszellen in vitro. Nach Inhalation von Capsaicinpartikeln treten Husten, Niesen, vermehrte Nasensekretion, Atemnot, evtl. Unfähigkeit zu reden auf. Nur selten kam es zu einer Zyanose (Unterversorgung des Bluts mit Sauerstoff) und einem Atemstillstand.

Das FDA (USA) empfiehlt folgende Grenzwerte für Kontaminationen: Gesamt PCB unter 40 ppm, Arsen unter 3 mg/kg, Schwermetalle unter 0,002%, Blei unter 5 mg/kg, Aflatoxin unter 15 ppb.

Bei Mund- und Zungenbrennen oder Zahnschmerzen lindert das Spülen mit einer niedrig verdünnten Capsaicinlösung die Beschwerden. Die intranasale Anwendung bei Migräne und die intravesikale Anwendung bei Blasenfunktionsstörungen sind beschrieben.

Bei innerlicher Überdosierung lindern kalte Milch und eine 10%ige Zuckerlösung die Schleimhautreizung. Äußerlich lindern Kälteanwendungen (Pfefferminz, Eukalyptus, Eisroller) das Brennen bzw. die Schmerzen. Bei Capsaicin-Asthma durch Inhalation der Capsaicinpartikel Pestwurzblattextrakt einnehmen.
Bei Auftreten einer Allergie sind Paprika/Chilipräparate strikt zu meiden.

Passionsblume
Passiflora incarnata

Bis 10 m hohe, weiß oder blasslavendelfarben blühende Kletterstaude, die in Nord-, Mittel- und Südamerika heimisch ist.

Indikationen
Dyssomnie
  (Schlafstörung)
nervöse Störungen
  (Störungen, die mit verändertem
  seelischem Befinden einhergehen)
Neurasthenie
  (Nervenschwäche)
Migräne/Neuralgien
  (Kopfschmerzattacken/Nervenschmerzen)

gesicherte Wirkungen
sedierende
  (beruhigende)
spasmolytische
  (krampflösende)

mögliche Wirkungen
antidepressive
  (stimmungshebende)
blutdrucksenkende

Droge: das Kraut
Inhaltsstoffe: Alkaloide (Harman, Harmol, Harmalol, Harmin, Harmalin u.a.); Stigmasterin; Sitosterin; n-Nonacosan; Gummi; Saponarin; Vitexin u.a.
Anwendungsbeispiel: 0,5 - 2 g pro 150 ml Wasser als Aufguss, bis zu viermal täglich oder als Urtinktur

Addendum: Tierexperimentell besitzt die Droge an isolierter Darmmuskulatur eine papaverinsynergistische und pilocarpin-antagonistische Wirkung.
Eine sympatholytische Wirkung der Droge wird vermutet.

Gemeine Pestwurz
Petasites hybridus

10 bis 70 cm hohe, schwach widerlich riechende, purpurn bis blassrosa blühende Pflanze, die in Europa und Asien heimisch ist.

Indikationen
Asthma bronchiale
(chronische, anfallsartig auftretende Atemwegserkrankung)
Bronchitis
(Entzündung der größeren verzweigten Atemwege – der Bronchien)
Kopfschmerzen
allgemeine Schmerzen

gesicherte Wirkungen
spasmolytische (krampflösende)
adstringierende (zusammenziehende)

mögliche Wirkungen
auswurffördernde
diaphoretische (schweißtreibende)
emmenagoge (die Monatsblutung anregende)
vermifuge (gegen Würmer)

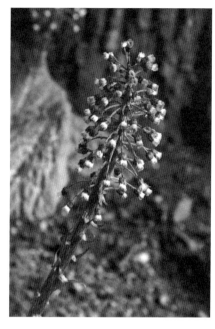

Droge: die Wurzel
Inhaltsstoffe: sesquiterpenartige Kohlenwasserstoffe; Petasiten; alpha- und ß-Humulen; Eremophilen; ß- und Gamma-Bisabolen; Senecionin; Bauerenol; äther. Öl; Inulin; Pektin; Cholin; Harz; Fett; Schleim; Eiweißstoffe; ß-Sitosterin u.a.
Anwendungsbeispiel: 1,2 - 2 g zerkleinerter (pyrrholizidinfreier) Droge pro 150 ml Wasser als Aufguss (5 – 10 Minuten ziehen lassen), bis zu dreimal täglich oder als Urtinktur

Addendum: Petasin ist ein dem Papaverin ähnliches Spasmolytikum.
Die äußerliche Anwendung der Droge bei Hautleiden und bei der Gicht ist beschrieben.
Die Blüten und Blätter der Pestwurzpflanze werden medizinisch ähnlich genutzt.

Petersilie
Petroselinum crispum

30 bis 100 cm hohe, grünlichgelb blühende Pflanze, die im Mittelmeergebiet heimisch ist, ubiquitär aber angebaut wird.

Indikationen
Zystitis/Pyelitis
  (Blasenentzündung/Nierenbeckenentzündung)
Ödeme
  (Schwellung – Lymph-Ansammlung)
Dysmenorrhoe
  (Regelschmerzen)
Meteorismus
  (Blähbauch)

gesicherte Wirkungen
spasmolytische (krampflösende)
diuretische (die Harnausscheidung verstärkend)
emmenagoge (die Monatsblutung anregende)
karminative (gegen Blähungen)

mögliche Wirkungen
tonisierende (die Spannkraft
  hebende/muskelanspannende)
antiseptische (keimreduzierende
  und –bekämpfende)
vasodilatatorische (Blutgefäß erweiternde)
potenzsteigernde

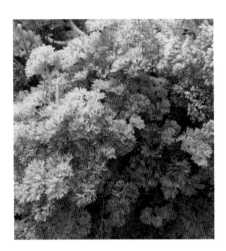

Droge: die Pflanze/Frucht
Inhaltsstoffe: bis 7% äther. Öl mit Apiol, Myristicin u.a.; bis 22% fettes Öl mit Petroselinsäure, Öl-, Stearin-, Glykol- und Palmitinsäure; Flavonoide u.a.
Anwendungsbeispiel: 2,8 g pro 150 ml Wasser als Aufguss, mehrmals täglich, oder frische Pflanze oder als Urtinktur

Addendum: In hohen Dosen wirkt die Droge **abortiv!**
In Dosen über einem Gramm können Herzrhythmusstörungen, Gastroenteritis, Kopfschmerzen, Benommenheit und zerebrale Anfälle auftreten. Bei Überdosierung wurden auch Leber- und Nierenschäden beobachtet.
Die Droge dient auch der Gewinnung des ätherischen Öls sowie der Isolierung von Apiol.
Bei äußerlicher Anwendung wirkt die Droge haut- und schleimhautreizend.
Die Wurzeln der Petersilienpflanze werden medizinisch ähnlich genutzt, die Blätter als Gewürz verwendet.

Pfefferminze
Mentha piperita

50 bis 100 cm hohe, lilablühende Pflanze, die ubiquitär angebaut wird.

Indikationen
abdominelle Schmerzen
(Bauchschmerzen)
Dyspepsie/Meteorismus
(Reizmagen-Verdauungsbeschwerden/ Blähbauch)
Cholangio-/Cholezystopathie
(Erkrankung der Gallengänge/ Reizgallenblase)
Enteritis/Gastritis
(Entzündung des Dünndarms/ Magenschleimhautentzündung)
Migräne/Neuralgien
(Kopfschmerzattacken/Nervenschmerzen)

gesicherte Wirkungen
choleretische (den Gallenfluss fördernde)
cholagoge (gallentreibende)
spasmolytische (krampflösende)
karminative (gegen Blähungen)
bakterizide (Bakterien schädigende und/oder abtötende)

mögliche Wirkungen
sedierende (beruhigende)
analgetische (schmerzstillende)
adstringierende (zusammenziehende)
vermifuge (gegen Würmer)

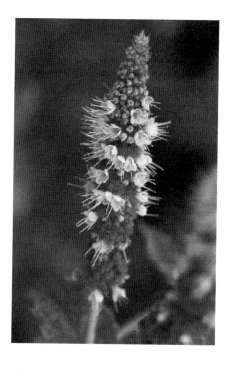

Droge: die Blätter
Inhaltsstoffe: bis 3% äther. Öl; Gerbstoffe; Bitterstoffe; Phytol; Melissin-, Brenztrauben-, alpha-Ketoglutar-, Oxalessig-, Nicotin-, Kaffee-, Chlorogen-, Glyoxylsäure; Flavonoide; ß-Sitosterin; Vitamin D2 u.a.
Anwendungsbeispiel: 3 – 6 g pro 150 ml Wasser als Aufguss, bis zu viermal täglich oder als Urtinktur
Addendum: Ein Infus der Droge erhöht die Gallensekretion um das Neunfache der Norm. Reines Menthol ist viel weniger wirksam als äquivalente Mengen an Pfefferminzblättern.

Da Menthol durch die Galle ausgeschieden wird, kommt die antiseptische Wirkung des Menthols dort besonders zum Tragen. In höheren Dosen ruft die Droge rauschartige Zustände, Kälteempfindung, Blutdruckanstieg und Krämpfe hervor, **in toxischen Dosen den Tod durch Bulbärparalyse**. Die anästhesierende Wirkung des Menthols wird äußerlich zur Stillung von Juckreiz und zu Einreibungen bei Neuralgien genutzt, die antiseptische Wirkung in Erkältungsmitteln. Auch andere Mentha-Arten werden medizinisch verwendet.

Podophyllum
Podophyllum peltatum

Niedrige, weiß blühende Pflanze mit reich verzweigtem Wurzelstock, die im atlantischen Nordamerika heimisch ist.

Indikationen
Obstipation
(Verstopfung, Darmträgheit)
zum Auslösen von Erbrechen

gesicherte Wirkungen
drastisch abführende
emetische
(den Würgreflex auslösende)
antikanzerogene
(das Krebsrisiko senkend)
cholagoge
(gallentreibende)

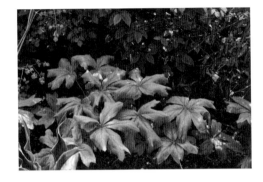

mögliche Wirkungen
diuretische (die Harnausscheidung verstärkend)
antihelmintische (wurmabtötende)

Droge: der Wurzelstock
Inhaltsstoffe: bis 6% Harz (Podophyllin: etwa 20% Podophyllotoxin, Picropodophyllin, Podophylloresin, Podophylloquerzetin, alpha- und ß-Peltatin u.a.); fettes Öl; Wachs; Stärke; Calciumoxalat u.a.
Anwendungsbeispiel: Maximale Einzeldosis 0,05 g oder homöopathische Verdünnung

Addendum: Bei längerer Anwendung sollte nicht mehr als 0,2 g der Droge pro Tag verabreicht werden. Bei Missbrauch und bei zu hoher Dosierung der Droge kommt es infolge der gewebsschädigenden Eigenschaft zu einer schweren Gastroenteritis.
Die gepulverte Droge kann auch direkt Konjunktivitiden, Keratitiden und Hautgeschwüre provozieren.
Die Droge wird heute kaum mehr medizinisch verwendet, allenfalls das isolierte Harz.

Porst
Ledum palustre

60 bis 150 cm hoher Strauch, der in Europa, Nordasien und Nordamerika auf sumpfigem Boden heimisch ist.

Indikationen
Bronchitis
(Entzündung der größeren verzweigten Atemwege – der Bronchien)
zum Auslösen von Erbrechen

gesicherte Wirkungen
schleimhautreizende
bronchosekretolytische
(Bildung von dünnflüssigem Schleim)
emetische
(den Würgreflex auslösende)

mögliche Wirkungen
diuretische (die Harnausscheidung verstärkend)
diaphoretische (schweißtreibende)

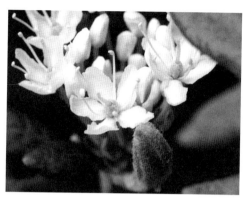

Droge: die Frucht
Inhaltsstoffe: bis 2,5% äther. Öl mit Ledol, Palustrol u.a.; bis 17% Catechingerbstoffe; Querzetin; Hyperosid; ein Flavonol; Arbutin; Wein-, Apfel-, Zitronen-, Oxalsäure; Alkaloide; Aromastoffe u.a.
Anwendungsbeispiel: 2 Tropfen Urtinktur in Wasser, zwei Mal täglich

Addendum: Der Bestandteil Ledol wirkt lokal stark reizend, bei oraler Applikation wird daher in höheren Dosen reflektorisch Erbrechen und eine Gastroenteritis ausgelöst.
Höhere Dosen wirken auch **abortiv**!
In hohen Dosen wirkt Ledol zentral erregend (Krämpfe, rauschartige Zustände), anschließend lähmend auf das ZNS.
Die äußerliche Anwendung zur Wundbehandlung ist beschrieben.

Potenzbaum
Ptychopetalum olacoides

Baumartiges Gewächs, das im tropischen Südamerika heimisch ist.

Indikationen
Impotenz
(Erektionsstörung)
Neurasthenie
(Nervenschwäche)

gesicherte Wirkung
anregende

mögliche Wirkungen
zentral erregende
verdauungssaftanregende
sexualhormonartige

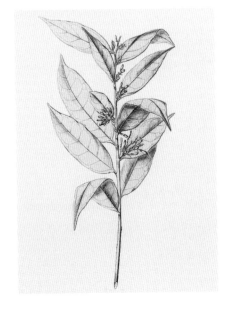

Droge: das Stamm- und Wurzelholz (Lignum Muira-Puama)
Inhaltsstoffe: äther. Öl; Bitterstoff; Fett; Phlobaphene; alpha- und ß-Harzsäure; ß-Sitosterin; Campestrol; Lupeol; Arachin-, Lignocerin-, Uncosan-, Tricosan-, Pentacosansäure u.a.
Anwendungsbeispiel: 0,5 g pulverisierte Droge pro 150 ml Wasser als Abkochung. Maximal 2 g pro Tag oder als Urtinktur

Addendum: Die Anwendung von Muira-Puama-Wein bei der Dyspepsie ist beschrieben, ebenso die innerliche und äußerliche Applikation bei Rheuma.
Das Stamm- und Wurzelholz von Ptychopetalum uncinatum kann als Ersatz für die Droge verwendet werden.

Weißer Quebracho
Aspidosperma quebracho-blanco

Hoher, gelb blühender Baum, der in Südamerika heimisch ist.

Indikationen
Asthma bronchiale
(chronische, anfallsartig auftretende Atemwegserkrankung)
Dyspnoe
(Atemnot)
Fieber

gesicherte Wirkungen
atemanregende
alpha-sympatholytische
(Blutdrucksenkung durch Abnahme des peripheren Widerstandes)
febrifuge
(fiebersenkend oder vor Fieber schützend)

mögliche Wirkung
diaphoretische
(schweißtreibende)

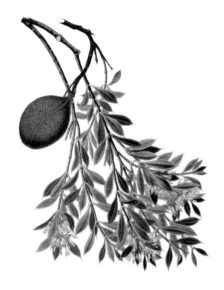

Droge: die Rinde
Inhaltsstoffe: bis 1,5% Alkaloide (Aspidospermin, Quebrachamin, Yohimbin, Aspidospermidin-, Aspidospermatinderivate u.a.); Quebrachacidin; Yohimbasäure; Quebrachit; Quebrachol; Gerbstoffe u.a.
Anwendungsbeispiel: 2 Tropfen Urtinktur in Wasser, zweimal täglich

Addendum: In geringen Dosen besitzt die Droge eine vasokonstriktorische, in höheren Dosen eine vasodilatatorische Wirkung. Die lokalanästhetische Wirkung des Yohimbinbestandteils ist etwa zweimal stärker als die von Kokain.
Die Anwendung der Droge zur Inhalation ist beschrieben.

Quittenbaum
Cydonia oblonga

Bis 8 m hoher, weiß oder rosa blühender Baum (seltener Strauch), der durch Kultur ubiquitär verbreitet ist.

Indikationen
Bronchitis/Reizhusten
(Entzündung der größeren verzweigten Atemwege – der Bronchien)
Enteritis/Diarrhoe
(Dünndarmentzündung/ Durchfall)

gesicherte Wirkungen
reizmildernde
adstringierende
(zusammenziehende)

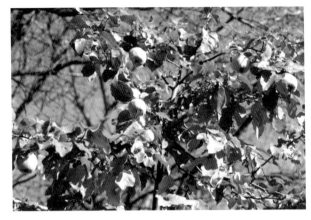

Droge: die Samen
Inhaltsstoffe: 20% Pentosanschleim; 0,4% Amygdalin; Emulsin; Gerbstoff; Proteine; bis 4,5% Mineralstoffe mit viel Phosphorsäure; fettes Öl u.a.
Anwendungsbeispiel: 10 g pro 100 ml kaltes Wasser als Mazerat (12 Stunden ziehen lassen, dann abfiltrieren), 3 – 4 Teelöffel pro Tag oder als Urtinktur

Addendum: Die äußerliche Anwendung zu Umschlägen bei Hautverletzungen und als Zusatz zu Augenwässern ist beschrieben.

Rainfarn
Chrysanthemum vulgare

40 bis 160 cm hohe, gelb blühende Pflanze, die in Europa und in Sibirien heimisch ist.

Indikationen
abdominelle Beschwerden
(Beschwerden im Bauchbereich)
(Askaridiasis)
(Spulwürmer)

gesicherte Wirkungen
spasmolytische (krampflösende)
karminative (gegen Blähungen)
vermifuge (gegen Würmer)

mögliche Wirkungen
magensaftanregende
diuretische (die Harnausscheidung verstärkend)

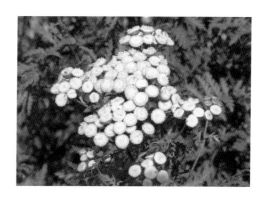

Droge: das Kraut
Inhaltsstoffe: etwa 0,4% äther. Öl, hauptsächlich ß-Thujon; Flavone; Glykoside; Bitterstoffe; organische Säuren; Harz; Fett; Gerbstoff; Carotinoide; Polyacetylene u.a.
Anwendungsbeispiel: 4 Tropfen Urtinktur in Wasser, bis zu drei Mal täglich

Addendum: Die Zusammensetzung des ätherischen Öls ist je nach Herkunft der Droge unterschiedlich.
Der Bestandteil Thujoh wirkt lokal haut- und schleimhautreizend. Thujon führt selbst bei tödlichen Vergiftungen nicht regelmäßig zum Abort. Die zentral erregende Wirkung des Thujons ist wegen der großen Giftigkeit beim Menschen nicht nutzbar.

In höheren Dosen werden Erbrechen, abdominelle Schmerzen, Gastroenteritis, Rubifacies, Bewusstlosigkeit, Krämpfe, rauschähnliche Zustände, Salivation, sinken der Körpertemperatur, Herzarrhythmien, Tachypnoe, Mydriasis, Pupillenstarre, Uterusblutungen, Nieren- und Leberschäden beobachtet. Der **Tod** tritt durch **Atem- und Kreislaufstillstand** ein, 1 bis 3 1/2 Stunden nach der letalen Dosis entsprechend 15 bis 30 g des ätherischen Öls.
Die antihelmintische Wirkung der Droge ist mäßig.
Der Drogenextrakt soll in geringen Dosen eine günstige Wirkung auf den Leberstoffwechsel besitzen, besonders bei der Hepatitis.
Die erfolgreiche Behandlung von Neuralgien und der Migräne mit der Droge ist beschrieben.
Als Hautreizmittel kann die Droge äußerlich bei Gelenkbeschwerden eingesetzt werden.

Raute
Ruta graveolens

30 bis 50 cm hohe, grünlichgelb blühende Staude mit holziger Wurzel, die auf dem Balkan, im Mittelmeergebiet und in Indien heimisch ist, in Europa aber häufig kultiviert wird.

Indikationen
Erregungszustände
Dysmenorrhoe
(Regelschmerzen)

gesicherte Wirkungen
spasmolytische
(krampflösende)
sedierende
(beruhigende)
emmenagoge
(die Monatsblutung anregende)
antihelmintische
(wurmabtötende)

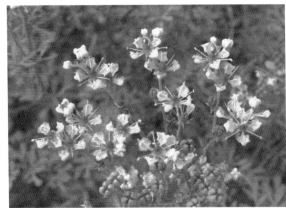

mögliche Wirkungen
antikonvulsive (krampflösende)
karminative (gegen Blähungen)
diaphoretische (schweißtreibende)
choleretische (den Gallenfluss fördernde)

Droge: die Blätter
Inhaltsstoffe: bis 0,7% äther. Öl mit Phenolen, Methylketonen, Terpenen, freien Alkoholen und Estern; bis 1,4% Alkaloide (Skimmianin, Kokusaginin, Graveolin, Graveolinin, Gamma-Fagarin, Dictamnin, Ribalinium, Arborinin u.a.); Furocumarine; Rutin; Rutarin; Rutosid; Graveolensäure; Harz; Bitterstoff; Gerbstoff; Äpfelsäure; Vitamin C u.a.
Anwendungsbeispiel: Maximale Tagesdosis 1 g pulverisierte Droge aufgeteilt in 2 – 3 Portionen

Addendum: Einzelne Fraktionen des Drogenextraktes verhindern die Vermehrung von DNS-Viren.
Höhere Dosen der Droge wirken **abortiv**!
Die photodynamische Wirkung der Furocumarine, bes. des Psoralens, kann zum Auftreten einer Lichtdermatitis führen. In frischem, feuchtem Zustand wirkt die Pflanze blasenziehend auf der Haut, vor allem bei Sonnenbestrahlung, und erzeugt bei oraler Zufuhr Anschwellen der Zunge, Speichelfluss und Gastroenteritis.
Die äußerliche Anwendung der Droge bei schlecht heilenden Wunden (keimhemmende Wirkung) und als Hautreizmittel bei Gelenkbeschwerden ist beschrieben.

Rauwolfia
Rauwolfia serpentina

Bis 1 m hoher, weiß oder rosa blühender Strauch, der in Indien, Pakistan, Thailand und auf den Südseeinseln heimisch ist.

Indikationen
Hypertonie (Bluthochdruck)
Erregungszustände

gesicherte Wirkungen
blutdrucksenkende
sedierende (beruhigende)

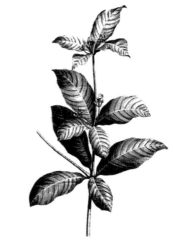

Droge: der Wurzelstock
Inhaltsstoffe: bis 3% Indol-Alkaloide vom Yohimbin-Typ (Yohimbin, Reserpin, Rescinnamin, Deserpidin, Rauwolscin u.a.), vom Raubasin-Typ (Raubasin = Ajmalin, Serpentin, Serpentidin, Alstonin u.a.), vom Ajmalin-Typ (Ajmalin, Rauwolfinin u.a.) und vom Sarpagin-Typ (Sarpagin, Raupin u.a.); fettes Öl; Sterine; Calcium- und Magnesiumsalze u.a.
Anwendungsbeispiel: 4 Tropfen Urtinktur in Wasser, bis zu dreimal täglich

Addendum: Die Blutdrucksenkung der Droge beruht
1. auf einer sympatholytischen Wirkung: durch Reserpin, Rescinnamin, Deserpidin u.a. wird eine Entleerung der zentralen und peripheren Speicher an sympathischen Neurotransmittern und eine Hemmung ihrer Speicherung hervorgerufen, so dass der periphere Gefäßwiderstand sinkt. Diese Wirkung tritt langsam ein und hält lange an;
2. auf einer alpha-sympatholytischen Wirkung: Ajmalin, Raupin, Yohimbin, Corynanthin, Serpentin u.a. bedingen vermutlich durch direkten Angriff an der Gefäßmuskulatur einen rasch einsetzenden und kurzdauernden Blutdruckabfall mit Erhöhung des Herzminutenvolumens. Dieser Effekt wird aber durch Gegenregulation und durch Reserpin aufgehoben, führt aber letztlich zu einer verstärkten und verlängerten Blutdrucksenkung (Vorteil bei Verwendung der Gesamtdroge!);
3. Ajmalin und seine Nitro-, Nitroso- und Aminderivate besitzen eine chinidinähnliche, antiarrhythmische Wirkung auf das Herz, nur in hohen Dosen eine blutdrucksenkende Wirkung.
Nebenwirkungen bei Verwendung der Gesamtdroge treten durch Überwiegen des Parasympathikus auf;
Miosis, Ptosis, Bradykardie, AV-Überleitungsverzögerungen, Steigerung der Drüsensekretion, Verstopfung der Nase und Diarrhoe; in höheren Dosen außerdem orthostatische Beschwerden, Herzinsuffizienz, Hypothermie, Gewichtszunahme und Magenulcera. Bei längerer Verabreichung der Droge wurden Parkinsonismus, Muskelschwäche, **Angstzustände** und Depressionen beobachtet. Isoliertes Reserpin besitzt infolge der zentralen Neurotransmitterbeeinflussung neuroleptische Eigenschaften und kann bei Angst- und Spannungszuständen, Aggressivität und bei chron. Schizophrenie eingesetzt werden.
Isoliertes Ajmalin hat sich bei Herzrhythmusstörungen (ventrikulären und Vorhofextrasystolen, tachykarden Arrhythmien) bewährt, isoliertes Raubasin zur Behandlung zerebraler Durchblutungsstörungen.
In der indischen Volksmedizin wird die Droge als Gegenmittel bei Schlangenbissen und bei Stichen giftiger Insekten appliziert, als Fiebermittel, bei Rheuma, Ödemen.

Rettich
Raphanus sativa

50 bis 80 cm hohe, violett oder weiß blühende Pflanze, die in Asien und im Mittelmeergebiet heimisch ist, als Gemüsepflanze aber ubiquitär angebaut wird.

Indikationen
grippaler Infekt
(Erkältung)
bakterielle Infektionen
(bakteriell verursachte Entzündungen)

gesicherte Wirkungen
antibakterielle
(gegen Bakterien wirkend)
antimykotische
(gegen Pilzinfektionen wirkend)

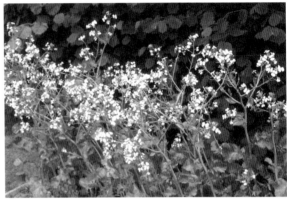

mögliche Wirkungen
choleretische
(den Gallenfluss fördernde)
diuretische
(die Harnausscheidung verstärkend)
spasmolytische
(krampflösende)
antikanzerogene
(das Krebsrisiko senkend)
sekretolytische
(Bildung von dünnflüssigem Schleim)

Droge: die frische Wurzel
Inhaltsstoffe: geringe Mengen eines schwefelhaltigen äther. Öls mit Glucobrassicin, Sinapin, Allyl-, Butylsenföl, Raphanol, Methylmercaptan u.a.; Raphanin; Vitamin B und C; Oxydase; Peroxydasen; Rettichöl u.a.
Anwendungsbeispiel: Täglich den frisch gepressten Saft einer Wurzel trinken oder einen Rettich essen. **Achtung vor Überdosierung**

Addendum: Für arzneiliche Zwecke ist immer der frische Rettich zu verordnen, da die Wirkungen beim Trocknen verschwinden. Genuss mehrerer Rettiche führt zu Miosis, abdominellen Schmerzen, Erbrechen, Bradypnoe, Benommenheit und Albuminurie.
Die aus den Senfölglykosiden enzymatisch freigesetzten Thiocyanate verdrängen möglicherweise Jodionen am Schilddrüsenepithel und können bei längerer Applikation Kropfbildung verursachen.

Rhabarber
Rheum palmatum und officinale

Bis 2,75 m hohe, weiß bzw. grünlich blühende Pflanzen, die im Hochgebirge Nordwest- und Nordchinas sowie Osttibets heimisch sind, heute aber auch in Europa angebaut werden.

Indikation
Obstipation (Verstopfung, Darmträgheit)

gesicherte Wirkungen
abführende
antibakterielle (gegen Bakterien wirkend)

mögliche Wirkung
antikanzerogene (das Krebsrisiko senkend)

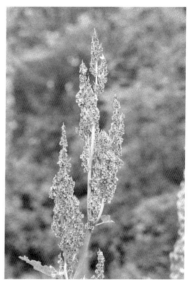

Droge: die Wurzel
Inhaltsstoffe: bis 7,5% Anthrachinonderivate, Aglykone (Rhein, Rheum-Emodin, Chrysophanol, Physcion u.a.); Anthronderivate; Sennosoide; Polyphenole; Gerbstoffe; Flavone; Stärke; Zucker; Fett; äther. Öl; Farbstoffe; Fermente; Harze u.a.
Anwendungsbeispiel: Bis zu 1 g der zerkleinerten Droge pro 150 ml Wasser als Aufguss (10 - 15 Minuten ziehen lassen, dann abfiltrieren), morgens und abends eine Tasse frisch zubereiteten Aufgusses trinken, nicht länger als 2 Wochen

Addendum: Als mildes dickdarmwirksames Abführmittel ist die Droge auch für Kinder geeignet sowie bei schlechtem Allgemeinzustand.
Bei chronischer Obstipation soll die Droge jahrelang wirksam sein, sie soll aber nur befristet appliziert werden, da sonst Störungen im Mineralhaushalt (Kaliummangel) auftreten. Der Bestandteil Chrysophanol geht in die Milch stillender Frauen über und macht sie leicht abführend.
In kleinen Dosen von 0,05 bis 0,5 g kann die Droge wegen ihrer adstringierenden Wirkung auch bei der Gastritis und der Enteritis therapeutisch eingesetzt werden.
Oral appliziert wirken die Aglykone auch in hohen Dosen nur schwach abführend, die Anthraglykoside erreichen zum Teil direkt den Dickdarm, zum Teil werden sie nach Resorption im Dünndarm wieder in den Dickdarm ausgeschieden. Dort erfolgt die Bildung zu Anthranolen.

Diese und die Anthrone bewirken eine Absonderung schleimiger Sekrete durch die Dickdarmwand und durch Reizung der Darmschleimhaut reflektorisch eine Peristaltiksteigerung. Schleimhautreizend wirken nur die nicht glykosidisch gebundenen Anthrone und Anthranolderivate.
Bei der Kombination mehrerer Anthracenderivate konnte im Tierversuch eine Potenzierung der laxierenden Wirkung erzielt werden.
Die über die Nieren ausgeschiedenen Anthrachinonderivate färben den Urin gelb, bei alkalischer Reaktion rötlich.
Die Blattstiele des artverwandten Speiserhabarbers werden gekocht gegessen und besitzen eine leicht abführende Wirkung. Größere Mengen sind aber aufgrund des Oxalsäuregehalts nierenschädlich (die toxische Oxalsäuredosis liegt bei 1 bis 5 g). Der Oxalsäuregehalt der Droge beträgt 0,3 bis 0,7%. **Bei Kleinkindern kann der Genuss selbst weniger Rhabarberstängel nephrotoxisch** (nierenschädigend) **wirken.**

Ringelblume
Calendula officinalis

30 bis 50 cm hohe, unangenehm riechende, orange oder dottergelb blühende Pflanze, die in Europa, Russland, dem westlichen Asien, in Syrien, Ägypten und in den USA heimisch ist.

Indikationen
Cholangio-/Cholezystopathie
  (Erkrankung der Gallengänge/Reizgallenblase)
Dyspepsie
  (Reizmagen/Verdauungsbeschwerden
  wie: Magenschmerzen/Völlegefühl)
Dysmenorrhoe
  (Regelschmerzen)
Infektionen
  (Eintritt von Mikroorganismen –
  beispielsweise Viren, Pilze oder Bakterien)
Pyodermien (Infektionen der Haut mit Bakterien)

gesicherte Wirkungen
choleretische (den Gallenfluss fördernde)
gering spasmolytische (krampflösende)
diaphoretische (schweißtreibende)
antibakterielle (gegen Bakterien wirkend)
emmenagoge (die Monatsblutung anregende)

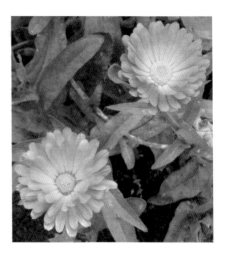

mögliche Wirkungen
diuretische (die Harnausscheidung verstärkend)
östrogene (die weiblichen Sexualhormone betreffende)
antikanzerogene (das Krebsrisiko senkende)
antihelmintische (wurmabtötende)
vasodilatatorische (Blutgefäß erweiternde)
blutdrucksenkende

Droge: die Blüten
Inhaltsstoffe: 0,02% äther. Öl ohne Azulen; 19% Bitterstoffe; 3% Carotinoide; Gummi; Schleim; Harz; Albumin; Äpfelsäure; Cholesterinester der Laurin-, Myristin-, Palmitin- und Margarinsäure; Vitamin C u.a.
Anwendungsbeispiel: 1 - 2 g Droge pro 150 ml Wasser als Aufguss (10 Minuten ziehen lassen), 3 Tassen pro Tag

Addendum: Die äußerliche Anwendung der Droge bei schlecht heilenden Wunden ist beschrieben.

Rizinus
Ricinus communis

1 bis 4 m hoher Strauch (selten bis 13 m hoher Baum), der im tropischen Afrika und in Ostindien heimisch ist, heute aber ubiquitär in tropischen, subtropischen und warmgemäßigten Klimazonen kultiviert wird.

Indikationen
akute Obstipation
(Verstopfung, Darmträgheit)
Intoxikation mit einem lipoidlöslichen Stoff
(Vergiftung durch Stoffe, die gut durch Haut oder Schleimhäute aufgenommen werden wie z.B. Alkohol oder Äther)

gesicherte Wirkung
abführende

mögliche Wirkung
antihelmintische
(wurmabtötende)

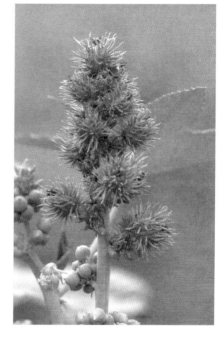

Droge: das fette Öl der Samen
Inhaltsstoffe: Glyceride der Ricinolsäure, der Öl-, Linol-, Stearin- und Dioxysterinsäure; gesättigte Säuren; Spuren von Myristinsäure; Mono-, Diglyceride u.a.
Anwendungsbeispiel: Einzeldosis 1-2 Tropfen Urtinktur, nicht über längere Zeiträume anwenden

Addendum: Rizinussamen sind durch ihren Gehalt an Ricin sehr giftig. Die letale Dosis beträgt 0,03 g Ricin per os oder subkutan injiziert.
Bei Vergiftungen wurden Nausea, Erbrechen, Koliken, blutige Stühle, Tenesmen, Kopfschmerzen, Tachykardie, Ikterus, Krämpfe, Anurie, hämorrhagische Gastroenteritis u.a. beobachtet.

Das giftstofffreie Rizinusöl wird durch Kaltpressen der Samen gewonnen. Die Wirkung kommt nicht dem Glycerid, sondern der Ricinolsäure zu, die durch Lipasen im Dünndarm freigesetzt wird. Nach Bildung eines Alkalisalzes wird lokal wahrscheinlich über eine Freisetzung von Histamin die Peristaltik angeregt. Die Entleerung erfolgt innerhalb von 2 bis 4 Stunden.
Die Droge eignet sich nicht zur Behandlung der chronischen Obstipation, da bei längerer Anwendung Appetitlosigkeit und Dyspepsie auftreten.

Rosmarin
Rosmarinus officinalis

Bis 2 m hoher, aromatisch riechender, blauviolett selten weiß blühender Kleinstrauch, der im Mittelmeergebiet heimisch ist.

Indikationen
Cholangio-/Cholezystopathie
  (Erkrankung der Gallengänge/Reizgallenblase)
Dyspepsie
  (Reizmagen/Verdauungsbeschwerden
  wie: Magenschmerzen/Völlegefühl)
vegetative Dystonie
  (Fehlfunktion des vegetativen Nervensystems)
Neurasthenie
  (Nervenschwäche)
Dysmenorrhoe
  (Regelschmerzen)

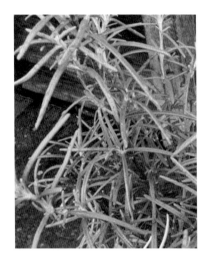

gesicherte Wirkungen
cholagoge (gallentreibende)
choleretische (den Gallenfluss fördernde)
diuretische (die Harnausscheidung verstärkend)
bakterizide (Bakterien schädigende und/oder abtötende)
analeptische (stimulierende)
magensaftanregende
emmenagoge (die Monatsblutung anregende)

mögliche Wirkungen
spasmolytische (krampflösende)
karminative (gegen Blähungen)
blutdrucksenkende

Droge: die Blätter
Inhaltsstoffe: 1,6% aromatische Verbindungen; bis 2,5% äther. Öl mit Campher, Borneol, Bornylacetat, alpha- und ß-Pinen, 1,8-Cineol; Rosmarinsäure; Saponin; Carnosinsäure; Flavone; Triterpensäuren; Oleanol-, Ursolsäure; Wachs u.a.
Anwendungsbeispiel: 4 Tropfen Urtinktur in Wasser, bis zu dreimal täglich

Addendum: Größere Mengen der Droge sind **giftig** und wirken **abortiv**.
Vergiftungserscheinungen: tiefes Koma, tonisch-klonische Krämpfe, Abschwächung, dann Steigerung der Patellarreflexe, Abschwächung der Pupillenreflexe, Erbrechen, Gastroenteritis, Uterusblutung, Leukozytose, Nierenreizung mit Albuminurie, Leberverfettung, **Tod im Lungenödem**.
Die äußerliche Anwendung der Droge bei schlecht heilenden Wunden ist beschrieben, ebenso aufgrund der hautreizenden Wirkung die Einreibung bei Gelenkbeschwerden.
Die Droge kann auch als Badezusatz gegeben werden.

Rosskastanie
Aesculus hippocastanum

Bis 35 m hoher, weiß blühender Baum, der mehr als 200 Jahre alt werden kann und ubiquitär vorkommt.

Indikationen
Varizen/Phlebitis
(Krampfadern/Entzündung
eines venösen Gefäßes)
Hämorrhoiden
(knotige Verdickungen am After)
Ödeme
(Schwellung – Lymph-Ansammlung)

gesicherte Wirkungen
blutviskositätsvermindernde
(Zähflüssigkeit des
Blutes vermindernd)
gefäßpermeabilitätsvermindernde
(Durchlässigkeit der Gefäßwände vermindernd)
adstringierende
(zusammenziehende)

mögliche Wirkungen
lymphflusssteigernde
atemanregende
blutdrucksenkende
antibiotische
(Bakterien abtötende)

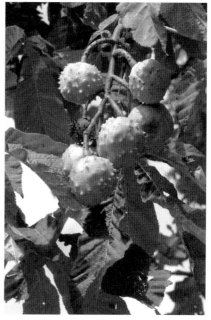

Droge: die Früchte
Inhaltsstoffe: bis zu 1 g Aescin; bis 60% Stärke; bis 28% Aesculussaponin; Zucker; Eiweiß; fettes Öl mit Olein; Catechingerbstoffe; Flavonolglykoside; Phytosterine; Purinderivate; Vitamin B1, C und K; Cholin; Proteasen; Farbstoffe; Gummi u.a.
Anwendungsbeispiel: Durchschnittliche Dosis äquivalent zu 50 - 100 mg Aescin pro Tag. (Wichtig für den Therapieerfolg ist, den Gehalt an Aescin über den Tag zu verteilen). Der Wirkstoff einer Rosskastanie reicht für eine Woche

Addendum: Welche Bestandteile für die genannten Wirkungen verantwortlich sind, ist umstritten, ebenso der Wirkungsmechanismus im Einzelnen. Neben der sogenannten antiexsudativen Wirkung wird über eine sogenannte venentonisierende Eigenschaft des Drogenextraktes diskutiert.
Die nach i.v. Zufuhr von 2 mg Aescin beim Menschen auftretende intravasale Hämolyse ist nur geringfügig und nach 1 Minute nicht mehr fassbar. Bei direkter Berührung von Aescin mit Geweben kommt es zu starken Reizerscheinungen: zu Hämorrhagien und Nekrosen.

Rote Rübe
Beta vulgaris-Art

Etwa 1 m hohe Pflanze mit knolliger, innen rot bis blutroter Wurzel, die ubiquitär angebaut wird.

Indikationen
Neoplasmen
(Neubildung von Körpergewebe ohne Aussage über Gut- oder Bösartigkeit des Tumors)
Anämie
(Blutarmut)

gesicherte Wirkungen
antikanzerogene
(das Krebsrisiko senkende)
blutbildungsfördernde

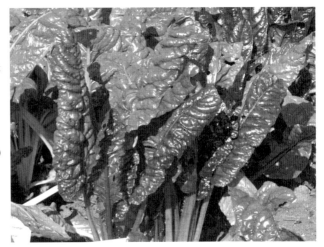

Droge: die Wurzel
Inhaltsstoffe: Betain; Betanidin; Präbetanin; Betacyane; Betaxanthine; Vulgaxanthine; Allantoin; Aminosäuren; Spuren von äther. Öl mit Farnesol; Eisen; Kupfer u.a.
Anwendungsbeispiel: 1 Glas frisch gepresster Rote Rüben/Randen Saft pro Tag

Addendum: Der Wirkungsmechanismus im Einzelnen ist noch nicht bekannt.

Salbei
Salvia officinalis

20 bis 70 cm hohe, blauviolett, selten weiß blühende Pflanze, die im Mittelmeergebiet heimisch ist.

Indikationen
Hyperhidrosis
(übermäßig starkes Schwitzen)
klimakterische Beschwerden
(Wecheljahrsbeschwerden)
Dysmenorrhoe/sek. Amenorrhoe
(Regelschmerzen/Ausbleiben der Menstruation für mehr als 3 Monate)
zum Abstillen
bei Diabetes mellitus additiv
(bei Zuckerkrankheit ergänzend)
Gastritis/Enteritis
(Magenschleimhautentzündung/ Entzündung des Dünndarms)

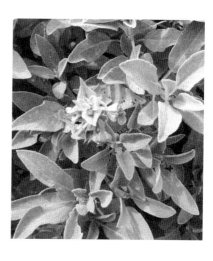

gesicherte Wirkungen
schweißhemmende
östrogene (die weiblichen Sexualhormone betreffende)
emmenagoge (die Monatsblutung anregende)
milchsekretionshemmende
blutzuckersenkende
spasmolytische (krampflösende)
bakterizide (Bakterien schädigende und/oder abtötende)
adstringierende (zusammenziehende)
choleretische (den Gallenfluss fördernde)

mögliche Wirkungen
reizmildernde
fungizide (Pilze oder ihre Sporen abtötende)
antiphlogistische (entzündungshemmende)
antihämorrhagische (Gerinnungsfähigkeit des Blutes steigernd)

Droge: die Blätter
Inhaltsstoffe: bis 2,5% äther. Öl mit Thujon, Cineol und Campher; Picrosalvin (Bitterstoff); Triterpensäuren; Isolupeol; ß-Sitosterin; ß-Carotin; n-Triacontan; Harz; Eiweiß; Kaffee-, Fumar-, Ferula- und p-Cumarsäure; Saponin; etwas Glutamin; Asparagin; Vitamin B und C; Stärke; Wachs; Zucker; Oxalat; Flavone u.a.
Anwendungsbeispiel: 1 – 1,5 g Droge pro 150 ml Wasser als Aufguss, mehrmals täglich, nicht länger als 2 bis 4 Wochen

Addendum: Die Droge ist in höheren Dosen toxisch (Krampfanfälle, Zyanose etc.).

Auf keinen Fall sollte die Droge über einen längeren Zeitraum appliziert werden!
Der Wirkungsmechanismus im Einzelnen ist noch unbekannt.
Die äußerliche Anwendung bei Wunden und Geschwüren sowie zu Mundspülungen bei Stomatitis und Angina ist beschrieben. In seltenen Fällen wurde dabei unter der Therapie eine allergische Reaktion (Uvulaödem) beobachtet.
Auch die Blüten und die Wurzeln der Salbeipflanze finden medizinische Verwendung.

Salepknabenkraut
Orchis morio

Bis 50 cm hohe, blauviolett blühende Pflanze, die in Europa heimisch ist.

Indikation
Diarrhoe
(Durchfall)

gesicherte Wirkung
reizmildernde

mögliche Wirkung
analeptische
(stimulierende)

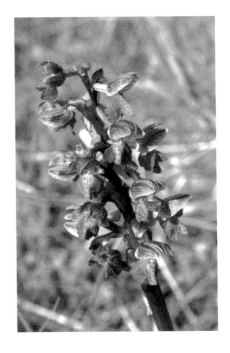

Droge: die Wurzel
Inhaltsstoffe: etwa 50% Schleimstoffe; Glucomannane; Cellulose; Pentosane; Methylpentosane; Stärke; Eiweiß; Zucker; Fett u.a.
Anwendungsbeispiel: 4 Tropfen Urtinktur in Wasser zwei Mal täglich

Addendum: Die Droge ist auch zur Behandlung der kindlichen Diarrhoe geeignet.
Verwendet werden die von den meist wertlosen, geschrumpften Mutterknollen befreiten jungen, straffen, sogenannten Tochterknollen.
Auch andere Orchis-Arten werden medizinisch verwendet.

Sandriedgras
Carex arenaria

15 bis 60 cm hohe, Blütenähren bildende Pflanze mit langem, kriechendem Wurzelstock, die in Europa, Sibirien und Nordamerika heimisch ist.

Indikation
Ödeme
(Schwellung – Lymph-Ansammlung)

gesicherte Wirkungen
diuretische
(die Harnausscheidung verstärkend)
Diaphoretische
(schweißtreibende)
gering adstringierende
(gering zusammenziehende)

mögliche Wirkungen
blutharnsäuresenkende
antiphlogistische
(entzündungshemmende)

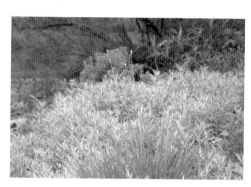

Droge: die Wurzel
Inhaltsstoffe: Spuren äther. Öls mit Methylsalicylat und Cineol; bis 10% Gerbstoffe; ein Glykosid; Harz; Schleim; Stärke; Zucker; Gummi; Asparagin; Weichharz u.a.
Anwendungsbeispiel: 3x3 Tropfen Urtinktur oder 3 g pro 150 ml Wasser als Abkochung

Addendum: Die erfolgreiche Behandlung bei rheumatischen Erkrankungen und der Gicht ist beschrieben.
Ein aglykonischer Bestandteil der Droge ist sehr toxisch: tierexperimentell wurden Bradykardie, Somnolenz, Schwindel und Gastroenteritis beobachtet.
Einer der Saponinbestandteile provoziert auch in hohen Verdünnungen Hämolyse.
Blüten und Blätter der Sandriedgraspflanze finden ebenfalls medizinische Verwendung.

Sanikel
Sanicula europaea

20 bis 50 cm hohe, weißlich oder rötlich blühende Pflanze, die ubiquitär vorkommt.

Indikationen
Gastritis/Magenulzera
(Magenschleimhautentzündung/Magengeschwür)
Diarrhoe
(Durchfall)
Hämorrhagien
(Blutungen)
M. Crohn/Colitis ulcerosa
(chronisch-entzündliche Darmerkrankungen/
entzündete Dickdarmschleimhaut)

gesicherte Wirkungen
antibakterielle
(gegen Bakterien wirkend)
antimykotische
(gegen Pilzinfektionen wirkend)
adstringierende
(zusammenziehende)
granulationsfördernde
(die Wundheilung fördernde)

mögliche Wirkungen
auswurffördernde
diuretische (die Harnausscheidung verstärkend)

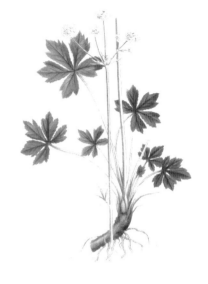

Droge: die Blätter
Inhaltsstoffe: etwa 13,5% Saponine mit Sapogenon, Saniculageninen u.a.; Bitterstoff; äther. Öl; Vitamin C; Harz; Rosmarin-, Chlorogen-, Äpfel-, Malon-, Zitronen- und Oxalsäure; Allantoin; Zucker u.a.
Anwendungsbeispiel: Täglich 4 g zerkleinerte Droge in Wasser als Abkochung

Addendum: Die Saponinbestandteile der Droge besitzen hämolytische Aktivität.
Die äußerliche Anwendung der Droge bei Geschwüren, Furunkeln und Ekzemen ist beschrieben, ebenso die Anwendung zu Nasenspülungen bei der Sinusitis.

Schachtelhalm
Equisetum arvense

Bis 40 cm hohe, ährenbildende Pflanze, die ubiquitär in warmgemäßigten Klimazonen vorkommt.

Indikationen
Zystitis/Pyelonephritis
(Blasenentzündung/
Nierenbeckenentzündung)
Nephrolithiasis
(Nierensteine)
Ödeme
(Schwellung –
Lymph-Ansammlung)
bakterielle Infektionen
(durch Bakterien
verursachte Entzündungen)
bei Tuberkulose additiv
(ergänzend)
Hämorrhagien
(Blutungen)

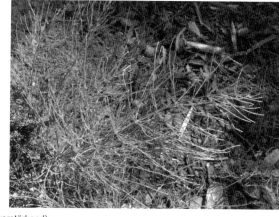

gesicherte Wirkungen
diuretische (die Harnausscheidung verstärkend)
antibakterielle (gegen Bakterien wirkend)
blutkoagulierende (blutgerinnungsfördernde)

mögliche Wirkungen
blutharnsäuresenkende
choleretische (den Gallenfluss fördernde)
adstringierende (zusammenziehende)

Droge: das Kraut
Inhaltsstoffe: teilweise wasserlösliche Kieselsäure; Equisetonin; 3-Methoxypyridin; Nicotin; Palustrin; Flavonglykoside; Equisetrin; Dimethylsulfon; ß-Sitosterin; Harz; Fett; Tannine; Aconit-, Oxal-, Äpfel- und Gerbsäure; Vitamin C; Fermente u.a.
Anwendungsbeispiel: 2 g Droge pro 150 ml Wasser als Aufguss, maximal 6 g pro Tag

Addendum: Die Droge besitzt eine schwach hämolytische Aktivität.
Außerdem soll die Droge ein blutkoagulierendes Wirkungsprinzip enthalten.

Die Kieselsäure soll bei bakteriellen Infektionen die natürlichen Heilungsvorgänge unterstützen, vermutlich durch eine Förderung der Proliferationsvorgänge neben der gleichzeitig durch die Kieselsäure provozierten Leukozytose. Es besteht keine spezifische Wirkung gegen Tuberkelbazillen. Die äußerliche Anwendung zur Wundbehandlung und zum Gurgeln bei Entzündungen im Rachen ist beschrieben.
Auch andere Equisetum-Arten werden medizinisch verwendet.

Schafgarbe
Achillea millefolium

20 bis 80 cm hohe, weißlich bis rötlich blühende Pflanze, die in Europa, Nordasien, Nordamerika und in Pakistan heimisch ist.

Indikationen
abdominelle Beschwerden
  (Beschwerden im Bauchbereich)
entzündliche Erkrankungen
Dysmenorrhoe
  (Regelschmerzen)

gesicherte Wirkungen
choleretische (den Gallenfluss fördernde)
antibakterielle (gegen Bakterien wirkend)
antiphlogistische (entzündungshemmende)
adstringierende (zusammenziehende)
spasmolytische (krampflösende)
karminative (gegen Blähungen)
diuretische (die Harnausscheidung verstärkend)
emmenagoge (die Monatsblutung anregende)

mögliche Wirkungen
blutkoagulierende (blutgerinnungsfördernde)
magensaftanregende
auswurffördernde

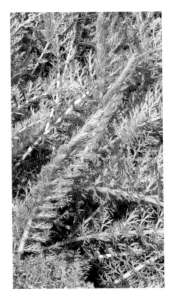

Droge: das Kraut
Inhaltsstoffe: bis 0,5% äther. Öl mit Cineol, Pinen, Borneol, Bornylacetat, Campher, Eugenol, Thujon, Caryophyllen, Limonen, Sesquiterpen, Salicylsäure, Azulen, Furfurol u.a.; Achillein; Stachydrin; Cholin; Glykokollbetain; Polyine; Apigenin; Achillin; Inulin; Ascorbinsäure; Gerbstoffe; Aconitsäure; Asparagin; fettes Öl; ein Ferment; Harz; Flavone u.a.
Anwendungsbeispiel: 2 g getrocknete Droge pro 150 ml Wasser als Aufguss

Addendum: Der Azulengehalt kann bis zu 20% des ätherischen Öls betragen. Für die antiphlogistische Wirkung scheint neben den Azulenen noch ein anderer Bestandteil verantwortlich zu sein.
Die spasmolytische Wirkung der Droge beruht hauptsächlich auf dem Apigenin- und Luteolin-O-glykosidgehalt.
Die erfolgreiche Behandlung von Hämorrhoiden und Varizen durch interne Applikation der Droge ist beschrieben, ebenso die Anwendung bei labilem Hypertonus, bei Hämorrhagien und bei rheumatischen Beschwerden.
Äußerlich wird die Droge ähnlich der Kamille bei Wunden und Geschwüren verwendet.

Schlüsselblume
Primula veris

8 bis 30 cm hohe, wohlriechende, meist dottergelb blühende Pflanze, die in Europa und in Asien heimisch ist.

Indikationen
Bronchitis
(Entzündung der größeren
verzweigten Atemwege
– der Bronchien)
Asthma bronchiale
(chronische, anfallsartig
auftretende Atemwegserkrankung)

gesicherte Wirkungen
auswurffördernde
diuretische
(die Harnausscheidung
verstärkende)
gering abführende

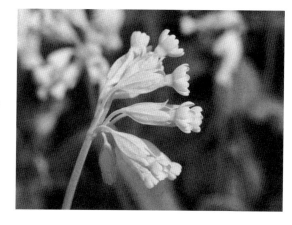

Droge: die Wurzel
Inhaltsstoffe: bis 10% Primulasäure A und andere Saponine; Primulaverosid; Primverosid; äther. Öl mit den Aglykonen der Phenylglykoside; Primverase; Primetin; Flavone; Volemit; Kieselsäure; Gerbstoff; Stärke; Geruchsstoffe u.a.
Anwendungsbeispiel: 2 g getrocknete Droge pro 150 ml Wasser als Aufguss
Addendum: Die Droge besitzt eine hämolytische Aktivität.
Die Steigerung der Bronchialsekretion erfolgt reflektorisch durch die saponinbedingte Reizung der Magenschleimhaut.
In höheren Dosen ruft die Droge Erbrechen und Durchfall hervor.

Der Bestandteil Primulasäure wirkt (parenteral appliziert) als Nervengift und schädigt vor allem die Nieren.
Die äußerliche Anwendung der Droge bei Gelenkbeschwerden ist beschrieben.
Die Blüten der Schlüsselblume besitzen eine ausgesprochen sedierende und diaphoretische Wirkung (Einzeldosis per os 1g als Aufguss).
Die artverwandte hohe Schlüsselblume, Primula eliator, kann als Ersatz für Primula veris genommen werden.
Die artverwandte Becherprimel, Primula obconica, enthält in Kelch und Blütenstielen das Gefäßgift Primin, das nach Kontakt mit der Haut lokal entzündlich-allergische Reaktionen hervorrufen kann.

Schöllkraut
Chelidonium majus

Bis 1 m hohe, gelb blühende Pflanze, die als Unkraut in Europa, Asien und Nordamerika vorkommt.

Indikationen
abdominelle Schmerzen (Bauchschmerzen)
nervöse Störungen (Störungen, die mit verändertem seelischem Befinden einhergehen)
Angina pectoris (anfallsartiger Schmerz bei erkrankten Herzkranzgefäßen)
Asthma bronchiale (chronische, anfallsartig auftretende Atemwegserkrankung)
Migräne/Kopfschmerzen (Kopfschmerzattacken)

gesicherte Wirkungen
schwach narkotische (schwach betäubende)
sedierende (beruhigende)
analgetische (schmerzstillende)
lokalanästhetische (örtlich betäubende)

mögliche Wirkungen
antikanzerogene (das Krebsrisiko senkende)
auswurffördernde
diuretische (die Harnausscheidung verstärkend)
abführende
vermifuge (gegen Würmer)
emmenagoge (die Monatsblutung anregende)
choleretische (den Gallenfluss fördernde)
cholagoge (gallentreibende)
blutharnsäuresenkende

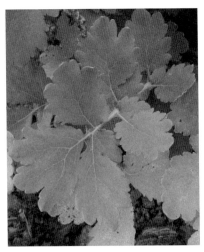

Droge: das Kraut
Inhaltsstoffe: etwa 0,6% Alkaloide (Chelidonin, Berberin, Chelerythrin, Sanguinarin, L-Spartein u.a.); Chelidonsäure; äther. Öl; Nicotinsäure; Vitamin C; Harz; Nonacosanol u.a.
Anwendungsbeispiel: Einzeldosis 1,2 – 3,6 g pro 150 ml Wasser als Aufguss, bis dreimal täglich, nicht länger als 6 Wochen

Addendum: Der Bestandteil Chelidonin wirkt schwächer zentral beruhigend und analgetisch als Morphin und auch schwächer spasmolytisch als Papaverin. Wie Colchicin wirkt er als Mitosegift und als Tumorhemmstoff (jedoch schwächer). Seine Kreislaufwirkung äußert sich in Bradykardie und Blutdruckabfall.
Der Bestandteil alpha-Allokryptopin ist ein Krampfgift, ruft aber in höheren Dosen eine zentrale Lähmung und eine lokalanästhetische Wirkung hervor.
Der Bestandteil Chelerythin wirkt zentral lähmend, brecherregend und schleimhautreizend. Er gilt als der wirksamste Drogenalkaloidbestandteil.
Der Bestandteil Sanguinarin hemmt die Acetylcholinesterase. Er wirkt narkotisch und erzeugt in höheren Dosen strychninartige Krämpfe. Außerdem besitzt er eine lokalanästhetische Wirkung, regt die Speichelsekretion an und fördert die Darmperistaltik.
In höheren Dosen treten Vergiftungserscheinungen auf: Brennen, Schmerzen und Blasenbildung in Mund und Pharynx, Magenschmerzen, Übelkeit, Erbrechen, blutige, mit Tenesmen einhergehende Diarrhoe, Harndrang, Hämaturie, Schwindel, Somnolenz, Kreislaufstörungen und **Tod im Kollaps**.
Der frisch aus dem Kraut austretende Milchsaft wird zur **Beseitigung von Warzen** benutzt.

Gemeines Seifenkraut
Saponaria officinalis

30 bis 70 cm hohe, blassrosa oder weiß blühende Pflanze, die in Europa und Asien als Unkraut vorkommt.

Indikation
chron. Bronchitis
(Entzündung der größeren verzweigten Atemwege – der Bronchien)

gesicherte Wirkungen
bronchosekretolytische
(die Bildung von dünnflüssigem Schleim stimulierende)
diuretische
(die Harnausscheidung verstärkend)
diaphoretische
(schweißtreibende)
abführende

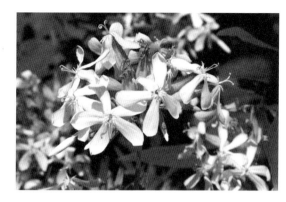

mögliche Wirkungen
choleretische (den Gallenfluss fördernde)
antikanzerogene (das Krebsrisiko senkende)
vermifuge (gegen Würmer)

Droge: die Wurzel
Inhaltsstoffe: bis 5% Saponine mit Saporubin, Saponarin, Sapotoxin, Saporubinsäure, Saponarosid, Saponaside u.a.; Kohlenhydrate u.a.
Anwendungsbeispiel: 30 - 150 mg Droge pro Tag äquivalent zu 3 - 15 mg Gypsophilasaponin

Addendum: Die Saponine bewirken als unspezifische Zellgifte eine ausgeprägte Hämolyse und wirken im Organismus gewebereizend: bei direktem Kontakt im Mund treten Speichelfluss und Kratzen im Hals, am Auge Konjunktivitis und Hornhautschädigung, in den Bronchien Schleimsekretion und Husten, im Magen-Darm-Kanal Gastritis und Enteritis auf.

Oral appliziert wird die Droge kaum resorbiert. Durch Erregung der sensiblen Nervenendigungen im Magen wird durch vagale Reizung die Sekretion der Bronchialdrüsen gesteigert. In höheren Dosen ruft die Droge Erregungszustände, Halluzinationen, Mydriasis und Polyurie hervor.
Vergiftungen wurden besonders bei parenteraler Applikation beobachtet mit Übelkeit, Erbrechen, Schüttelfrost, Augenflimmern, Tinnitus, Somnolenz, Bewusstlosigkeit oder Koma und Kreislaufkollaps.
Herzrhythmusstörungen treten durch die Hämolyse-bedingte Hyperkaliämie auf.

Sellerie
Apium graveolens

Bis 1 m hohe, hell blühende Pflanze, die als Nutz- und Heilpflanze ubiquitär angebaut wird.

Indikation
Zystitis
(Blasenentzündung)

gesicherte Wirkung
diuretische
(die Harnausscheidung verstärkend)

mögliche Wirkungen
blutzuckersenkende
emmenagoge
(die Monatsblutung anregende)
blutharnsäuresenkende
karminative
(gegen Blähungen)
antirheumatische

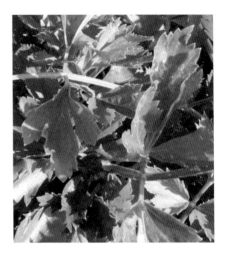

Droge: die Früchte
Inhaltsstoffe: bis 3% äther. Öl mit Limonen, Selinen, Sedanolid, Sedanonsäureanhydrid; Apiin u.a.
Anwendungsbeispiel: 100 g gekochte Frucht pro Tag

Addendum: Das ätherische Öl der Droge soll auch eine nervenstimulierende Wirkung besitzen.
Kontraindikation: Pyelonephritis.
Die erfolgreiche Behandlung der rheumatischen Arthritis durch interne Applikation der Droge ist beschrieben.
Auch die anderen Pflanzenteile des Selleries werden medizinisch verwendet.

Sennapflanze
Cassia angustifolia und senna

Bis 2 m hohe, gelb blühende Sträucher, die in tropischen und subtropischen Gebieten vorkommen.

Indikation
akute Obstipation
 (Verstopfung, Darmträgheit)

gesicherte Wirkung
abführende

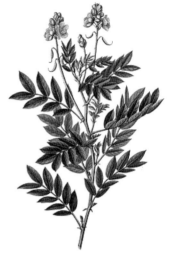

Droge: die Blätter
Inhaltsstoffe: etwa 3% Anthracenderivate; Sennosid A bis D und deren Aglykone Sennidin A und B; Reinderivate; Aloe-Emodinderivate; Chrysophanol; Sennanigrine; Isorhamnetin; Kämpferol; Kämpferin; etwa 10% Schleim; weinsaure Salze; etwa 8% Pinit; äther. Öl; Bitterstoffe; Gerbstoff; Fett; Wachs; Harz; Säuren; Phytosterin u.a.
Anwendungsbeispiel: Einzeldosis äquivalent zu 15 – 30 mg Hydroxyanthracenderivate berechnet als Sennosid B. Nicht länger als 2 Wochen

Addendum: Der Wirkungsmechanismus im Einzelnen ist noch nicht bekannt. In höheren Dosen ruft die Droge abdominelle Schmerzen, Übelkeit, Erbrechen und Gastroenteritis hervor.
Die Früchte der Sennapflanze werden als mildes Laxans verwendet, sie enthalten einen geringen Anteil an Aloe-Emodin-Derivaten.

Sonnenblume
Helianthus annuus

Bis 3 m hohe, rotbraun, purpurn oder gelb blühende Pflanze, die ubiquitär zur Ölgewinnung angebaut wird.

Indikation
fieberhafte Infektionen

gesicherte Wirkung
antipyretische
(fiebersenkende)

mögliche Wirkung
antibakterielle
(gegen Bakterien wirkend)

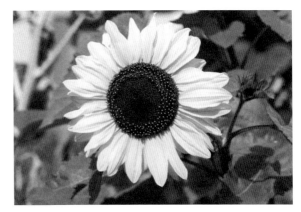

Droge: die Blütenblätter
Inhaltsstoffe: Xanthophyllester; Lutein; Luteinepoxid; Violaxanthin; Neoxanthin; Kryptoxanthin; Xanthophylle mit Stearin-, Palmitin-, Myristicin-, Laurin- und Essigsäure; Querzimeritrin; Triterpenalkohole; Triterpensäureglykoside; Rohsaponin; Helianthosid A, B und C; Zucker; Cholin u.a.
Anwendungsbeispiel: Einzeldosis 3 g pulverisierte Droge pro 250 ml Wasser als Aufguss (10 Minuten ziehen lassen), bis dreimal täglich

Addendum: Nach Genuss hoher Dosen wurden Herzinsuffizienz, Blutdruckabfall, Bradykardie und Somnolenz beobachtet.
Auch die Blätter der Sonnenblume werden medizinisch verwendet. Die Sonnenblumenfrüchte enthalten ein an ungesättigten Fettsäuren und Vitamin E reiches Öl mit vermutlich schleimlösender Wirkung.
Die Wurzelknolle der artverwandten knolligen Sonnenblume, Helianthus tuberosus, enthält reichlich Inulin, aus dem beim Kochen Fruchtzucker entsteht. Daher Verwendung der Droge in der Diabeteskost. Dem Inulin wird außerdem eine spezifische Wirkung auf die Leber zugeschrieben.

Sonnenhut
Echinacea angustifolia

Bis 90 cm hohe, blasspurpurn bis rosa blühende Pflanze, die in den USA heimisch ist.

Indikationen
fieberhafte Infektionen
zur Infektprophylaxe
  (zur Infektionsvorbeugung)

gesicherte Wirkungen
bakteriostatische
  (Hemmung von Bakterienwachstum)
abwehrsteigernde

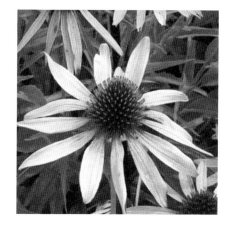

Droge: die Wurzel
Inhaltsstoffe: Echinacein; äther. Öl; Harz; Inulin; Glucose; Fructose; Pentosane; Phytomelane; Betain; Vitamin C, Phenolsäure; Echinacosid u.a.
Anwendungsbeispiel: 1 g getrocknete Wurzel pro 150 ml Wasser als Aufguss (10 Minuten ziehen lassen), mehrere Tassen pro Tag, oder 3 x 5-10 Tropfen Urtinktur

Addendum: Der eigentliche Wirkungsmechanismus ist noch unbekannt.
Die Droge enthält einen Bestandteil mit cortisonähnlicher Wirkung, außerdem einen Bestandteil mit insektizider Wirkung.

Die äußerliche Anwendung bei schlecht heilenden Wunden, Karbunkeln und Abszessen ist beschrieben. Die Förderung der Wundheilung beruht vermutlich auf einer Hyaluronidasehemmung, wodurch die Ausbreitung der Infektion gehemmt wird. Die Fibroblastenbildung wird aktiviert und das Lymphsystem stimuliert.
Der artverwandte rote Sonnenhut, Echinacea purpurea, wird medizinisch ähnlich genutzt.

Sonnentau
Drosera rotundifolia

5 bis 30 cm hohe, weiß blühende Pflanze, die in Mittel- und Osteuropa und in Nordamerika heimisch ist.

Indikationen
Asthma bronchiale
(chronische, anfallsartig auftretende Atemwegserkrankung)
Bronchitis/Reizhusten
(Entzündung der größeren verzweigten Atemwege)
Neurasthenie
(Nervenschwäche)

gesicherte Wirkungen
spasmolytische
(krampflösende)
sedierende
(beruhigende)
antibakterielle
(gegen Bakterien wirkend)

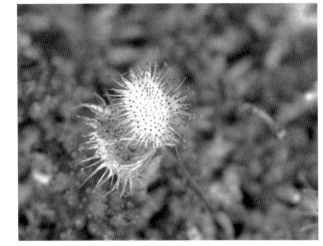

mögliche Wirkung
diuretische (die Harnausscheidung verstärkend)

Droge: das Kraut
Inhaltsstoffe: Enzyme; Plumbagin; Naphthochinonderivate; Methyljuglonderivate; organische Säuren; rote und gelbe Farbstoffe; äther. Öl; Droseron; Flavonglykoside; Querzetin; Myricetin; Kämpferol; Hyperosid u.a.
Anwendungsbeispiel: Durchschnittliche Tagesdosis 3x3 Tropfen Urtinktur. Maximal 2 g Sonnentau pro Tag

Addendum: Nach Genuss höherer Dosen treten Gastroenteritis mit peptischen Ulzera, Erbrechen und Diarrhoe auf.
Der Urin färbt sich nach Einnahme der Droge dunkel.
Bei äußerlicher Anwendung kommt es zu Rötung und zur Entzündung der Haut. Die erfolgreiche Behandlung bei **Warzen** ist beschrieben.

Spargel
Asparagus officinalis

Bis 1,5 m hoher, weiß oder grünlichgelb blühende Pflanze, die als Gemüsepflanze ubiquitär angebaut wird.

Indikationen
Adipositas
(Fettleibigkeit)
Ödeme
(Schwellung – Lymph-Ansammlung)
Zystitis
(Blasenentzündung)
Nephrolithiasis
(Nierensteine)

gesicherte Wirkungen
diuretische
(die Harnausscheidung verstärkend)
stoffwechselanregende

mögliche Wirkungen
antibakterielle (gegen Bakterien wirkend)
blutharnsäuresenkende
antimykotische (gegen Pilzinfektionen wirkend)

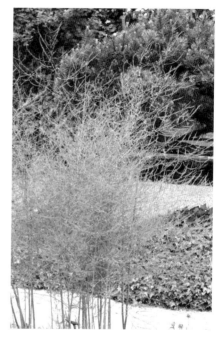

Droge: der Wurzelstock
Inhaltsstoffe: je nach Jahreszeit Asparagin oder Asparagose; Pseudoasparagose; Arginin; Cholin; Mannan; Tyrosid; Bernsteinsäure; Saponine; Flavonoide; Saccharose; Protein; Fett u.a.
Anwendungsbeispiel: 60 g pro Liter als Abkochung über den Tag verteilt trinken, oder 200g frischen gekochten Spargel pro Tag

Addendum: Kontraindikation ist die Pyelonephritis, da die diuretische Wirkung durch direkte Beeinflussung des Nierenepithels hervorgerufen wird.

Der Urin nimmt einen charakteristischen Geruch an und zeigt eine positive *Fehling-, Boettger-* bzw. *Trommer-* Reaktion, obwohl kein Zucker im Urin nachweisbar ist.
Asparaginsäure steigert den Grundumsatz um 15 bis 30 %.
Spargelsprossen werden als Gemüse gegessen.
Der Bestandteil Asparagin findet sich auch in den Wurzeln von Eibisch, Süßholz und in der Schwarzwurzel. Asparagin lässt sich auch aus Lupinen- und Wickenkeimen gewinnen.

Spinat
Spinacia oleraca

Bis 1 m hohe, grünlich blühende Pflanze, die ubiquitär angebaut wird.

Indikationen
Dyspepsie
(Reizmagen/Verdauungsbeschwerden wie: Magenschmerzen/Völlegefühl)
Pankreasinsuffizienz
(Bauchspeicheldrüsenschwäche)
Anämie
(Blutarmut)

gesicherte Wirkung
verdauungssaftanregende

mögliche Wirkungen
blutdrucksenkende
blutzuckersenkende

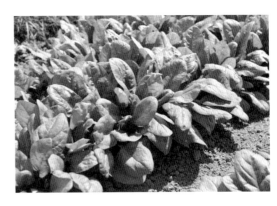

Droge: die frischen Blätter
Inhaltsstoffe: Chlorophyll; Zitronen-, Äpfelsäure; Spinat-Sekretin; Oxalat; Carotinderivate; Folsäure; Vitamin A, B1, B2, B6, C und K1, Mineralstoffe; Nitrat; Histaminderivate; Tyramin; Lysin; Betain; Patuletin; Spinacetin; Wachs; Fett; Zucker u.a.
Anwendungsbeispiel: 100 g frisch zubereitete Blätter pro Tag. (Nicht nochmals aufwärmen)

Addendum: Durch den Nitratgehalt und die mögliche Nitritbildung durch Darmbakterien oder durch längeres Kochen können vor allem beim Säugling Vergiftungen auftreten: Methämoglobinbildung, Zyanose, Erbrechen und Durchfall.
Die **Nitrate** können ferner mit sekundären Aminen aus der Nahrung **Nitrosamine** bilden, die **kanzerogen** wirken.
Der Eisengehalt der Droge beträgt 60 mg/kg.

Spitzwegerich
Plantago lanceolata

Bis 50 cm hohe, weißlich blühende Pflanze, die in warmgemäßigten Klimazonen ubiquitär vorkommt.

Indikationen
Enteritis/Diarrhoe
(Dünndarmentzündung/Durchfall)
Bronchitis)/Laryngitis
(Entzündung der größeren verzweigten Atemwege/Kehlkopfentzündung)

gesicherte Wirkungen
adstringierende
(zusammenziehende)
antibakterielle
(gegen Bakterien wirkend)
reizmildernde

mögliche Wirkungen
diuretische (die Harnausscheidung verstärkend)
antiphlogistische (entzündungshemmende)
blutkoagulierende (blutgerinnungsfördernde)

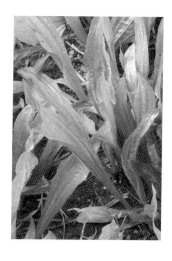

Droge: das Kraut
Inhaltsstoffe: etwas Schleim; Gerbstoffe; Aucubin; Aucubinepoxid; Vitamin C; Kieselsäure; Hexitole; Invertin; Emulsin; Ursol-, Chlorogen- und Nicotinsäure u.a.
Anwendungsbeispiel: 1 - 3 g getrocknete Droge pro 150 ml Wasser als Aufguss (10 Minuten ziehen lassen, dann abfiltrieren), 3 Tassen pro Tag frisch zubereitet trinken

Addendum: Aucubin sowie Polymerisate des Aucubigenins sind unwirksam.
Hauptwirkstoff der antibakteriellen Wirkung ist das Aucubigenin, das durch Einwirken von ß-Glukosidasen entsteht.
Der Bestandteil Aucubin ist in größeren Mengen giftig, es wurden Gastroenteritis, zentrale Lähmungen usw. beobachtet.
Auch andere Plantago-Arten werden medizinisch verwendet.

Stechapfel
Datura stramonium

30 bis 180 cm hohe, hellviolett blühende Pflanze, die ubiquitär vorkommt bzw. angebaut wird.

Indikation
Asthma bronchiale
(chronische, anfallsartig auftretende Atemwegserkrankung)

gesicherte Wirkungen
parasympathikolytische
(den Parasympathikus nachahmend)
spasmolytische
(krampflösende)
sedierende
(beruhigende)

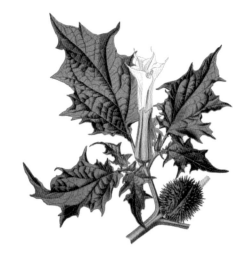

Droge: die Blätter
Inhaltsstoffe: bis 0,5% Alkaloide (Hyoscyamin, Atropin, Scopolamin, Nebenalkaloide); Atropamin; Scopin; Scopolin; Scopoletin; Nicotin; Putrescin; Rutin; Umbelliferon; äther. Öl; Gerbstoffe; Kaliumnitrat; Zitronen-, Äpfel-, Ferula-, Kaffee-, Chlorogen-, Fumar-, Aconit-säure; Vitamin C u.a.
Anwendungsbeispiel: 0,1 – 0,2 g pulverisierte Droge standardisiert auf 0,25% Gesamtalkaloide berechnet als Hyoscyamin, bis drei Mal täglich

Addendum: Zur Behandlung des M. *Parkinson* muss die Droge sehr viel höher dosiert werden (bis 1 g pro Tag). Weitere Indikationen, Wirkungen und Nebenwirkungen siehe Bilsenkraut.
Die Droge wird auch zu Asthmazigaretten verarbeitet. Die Stechapfelsamen dienen u.a. der Atropingewinnung.

Echter Steinklee
Melilotus officinalis

30 bis 90 cm hohe, gelb blühende Pflanze, die in Europa und im gemäßigten Asien heimisch ist.

Indikationen
Thrombophlebitis
(akutes Blutgerinnsel und Entzündung von meist oberflächlichen Venen)
Ödeme
(Schwellung – Lymph-Ansammlung)
Varikosis
(Venenknoten, Krampfadern)
Hämorrhoiden
(knotige Verdickungen am After)

gesicherte Wirkungen
diuretische
(die Harnausscheidung verstärkend)
durchblutungssteigernde
gefäßpermeabilitätsvermindernde
(Durchlässigkeit der Gefäßwände vermindernde)
antiphlogistische
(entzündungshemmende)
antirheumatische
lymphflusssteigernde

mögliche Wirkungen
spasmolytische/karminative
(krampflösend/gegen Blähungen)
verdauungssaftanregende

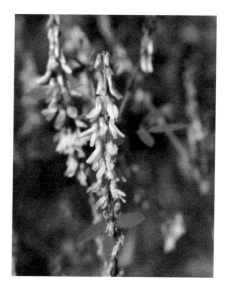

Droge: das Kraut
Inhaltsstoffe: etwa 0,9% Cumarin; 3,4-Dihydrocumarin; Melilotsäure; o-Cumarsäure; Melilotosid; äther. Öl; Schleim; Cholin; Harz; Gerbstoffe; Flavone u.a.
Anwendungsbeispiel: Durchschnittliche Tagesdosis äquivalent zu 3 - 30 mg Cumarin oder mit 3x3 Tropfen Urtinktur beginnen

Addendum: Durch die Droge wird keine wesentliche Beeinflussung des Quick-Testes hervorgerufen.
Nach Aufnahme von 4 g der Droge wurden Nausea, Erbrechen, Kopfschmerzen und Schwäche beobachtet, in höheren Dosen auch eine Schädigung der Leberzellen und das Auftreten von Hämorrhagien.
Die äußerliche Anwendung der Droge bei Schwellungen, Geschwüren und bei Rheuma ist beschrieben.
Der artverwandte Sumpf-Steinklee, Melilotus altissimus, kann als Ersatz für den echten Steinklee genommen werden.

Stiefmütterchen
Viola tricolor

10 bis 25 cm hohe, hellgelb, weißlich, rosa oder etwas violett blühende Pflanze, die im gemäßigten Eurasien heimisch ist.

Indikation
Dermatosen
(Ekzeme, Akne, Psoriasis, Impetigo etc.)
(Hautkrankheiten wie:
Juckflechte/Talgdrüsenerkrankung/
Schuppenflechte/hochansteckende,
oberflächliche Infektion der Haut/etc.)

gesicherte Wirkungen
gering diuretische
(die Harnausscheidung gering
verstärkend)
gering diaphoretische
(schweißtreibende)
gering abführende

mögliche Wirkung
auswurffördernde

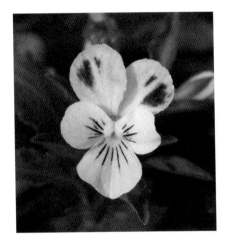

Droge: das Kraut
Inhaltsstoffe: Saponine; Viola-Querzitrin; Scoparin; Saponarin; Saponaretin; Violanthin; Querzetin; Violanin; Gerbstoff; Schleim; Zucker; Säuren; ein Methylsalicylatglykosid u.a.
Anwendungsbeispiel: 1 g getrocknete Droge pro 150 ml Wasser als Aufguss, bis dreimal täglich oder mit 3x1 Tropfen Urtinktur beginnen

Addendum: Tierexperimentell konnte die therapeutische Wirksamkeit der Droge bei Hautleiden bestätigt werden. Der Wirkungsmechanismus hierbei ist noch nicht bekannt.
Der Bestandteil Violaquerzitrin wirkt in höheren Dosen blutdrucksenkend.
In gewissem Sinne soll die Droge auch stoffwechselanregend wirken.

Strohblume
Helichrysum arenarium

10 bis 30 cm hohe, gelb blühende, reichlich beblätterte Pflanze, die in Europa und Mittelasien heimisch ist.

Indikationen
Cholangio-/Cholezystopathie
(Erkrankung der Gallengänge/
Reizgallenblase)
Zystitis
(Blasenentzündung)
Dyspepsie
(Reizmagen/Verdauungsbeschwerden
wie: Magenschmerzen/Völlegefühl)

gesicherte Wirkungen
cholagoge (gallentreibende)
choleretische (den Gallenfluss fördernde)
spasmolytische (krampflösende)
verdauungssaftanregende
diuretische (die Harnausscheidung verstärkend)
vermifuge (gegen Würmer)

mögliche Wirkungen
antibakterielle (gegen Bakterien
  wirkend)
antikanzerogene (das Krebsrisiko senkende)
adstringierende (zusammenziehende)

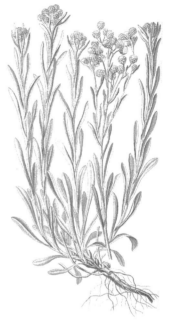

Droge: die Blütenstände
Inhaltsstoffe: äther. Öl; Bitterstoff; Gerbstoff; Campesterin; ß-Sitosteringlucuronid; Diterpenalkohol; freies Narangenin; Helichrysin A und B; Isosalipurpursid; Kämpferolderivate; Apigenin, -glucosid; Scopoletin; Essig-, Kapron-, Valerian-, Pelargon-, Palmitin-, Elaidinsäure u.a.
Anwendungsbeispiel: 3-4 g Droge pro 150 ml Wasser als Aufguss (10 Minuten ziehen lassen), mehrere Tassen pro Tag oder mit 3x3 Tropfen Urtinktur beginnen

Addendum: Kontraindikationen: Ikterus, akute Cholezystitis.
Die artverwandte italienische Strohblume, Helichrysum italicum, soll einen Wirkbestandteil **mit cortisonähnlicher Wirkung** besitzen, der als hormonähnlicher Stoff nicht die Nebenwirkungen des Hormons Cortison aufweist. Über die erfolgreiche Behandlung von **Asthma** und allergischen Erkrankungen mit dieser Droge wurde berichtet.

Sturmhut/Eisenhut
Aconitum napellus

30 cm bis 2 m hohe, blau blühende Pflanze, die in Europa und Nordamerika bevorzugt in bergigen Regionen vorkommt.

Indikationen
Schmerzen
(Neuralgien (Nervenschmerzen), bes.
Trigeminusneuralgie, Migräne, Wirbelsäulen- und Gelenkschmerzen etc.)

gesicherte Wirkungen
anästhesierende
(betäubende)
(analgesierende)
(schmerzreduzierende)

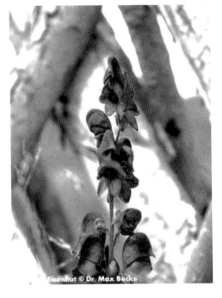

Eisenhut © Dr. Max Becke

Droge: die Knollen
Inhaltsstoffe: bis 3% Alkaloide, hauptsächlich Aconitin; Aconit-, Äpfel-, China-, Chlorogen- und Kaffeesäure u.a.
Anwendungsbeispiel: **heute obsolet.**
Nur als homöopathische Verdünnung im Notfall.

Addendum: Aconitin ist eines der **giftigsten Alkaloide überhaupt.** Nach anfänglicher Erregung der sensiblen Nervenendigungen folgt eine Depression mit Abstumpfung der Empfindlichkeit bis zur Anästhesie.

In höheren Dosen wirkt Aconitin entsprechend an den Bulbärzentren mit Auslösung von Dyspnoe, Bradykardie, Hypotonie, vermehrtem Speichelfluss, Übelkeit, Erbrechen, Diarrhoe, Tremor, Nausea, Hypothermie, außerdem abnehmendem Hör- und Sehvermögen, Parästhesien, Lähmungen und **Tod durch Atemlähmung.** Auch lokal appliziert löst Aconitin Parästhesien, Wärmeempfindung und schließlich eine Anästhesie aus.

Süßholz
Glycyrrhiza-Arten

1 bis 1,3 m hohe Stauden mit langen, dicken Bodenausläufern, die im Mittelmeergebiet und in Westasien heimisch sind, in Europa aber vielfach angebaut werden.

Indikationen
Bronchitis/Asthma bronchiale
 (Entzündung der Atemwege/
 chronische Entzündung der Atemwege)
Laryngitis/Reizhusten
 (Kehlkopfentzündung)
Gastritis/Magenulzera
 (Magenschleimhautentzündung/Magengeschwür)

gesicherte Wirkungen
spasmolytische (krampflösende)
auswurffördernde
antiphlogistische (entzündungshemmende)
mineralkortikoide (vorwiegend den Wasser-
 und Mineralhaushalt beeinflussende)
schwach östrogene (die weiblichen
 Sexualhormone betreffende)
gering abführende
magensafthemmende
diuretische (die Harnausscheidung verstärkend)
antibakterielle (gegen Bakterien wirkend)

mögliche Wirkungen
antikanzerogene (das Krebsrisiko senkend)
emmenagoge (die Monatsblutung anregende)
laktagoge (die Milchdrüsen anregende)

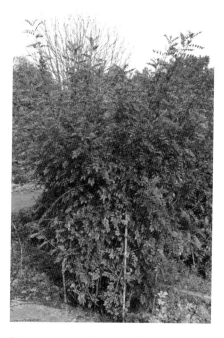

Droge: die Wurzel
Inhaltsstoffe: bis 15% Glycyrrhizin; Glabrinsäure; Liquiritinderivate; Herniarin; Umbelliferon; bis 4% Asparagin; Cholin; Betain; Dihydrostigmasterin; Stärke; Bitterstoffe; äther. Öl mit Methylsalicylat; organ. Säuren; Triterpenoide u.a.
Anwendungsbeispiel: 5 - 15 g getrocknete Droge äquivalent zu 200 - 600 mg Glycyrrhizin. Nicht länger als 4 - 6 Wochen

Addendum: Die antiphlogistische Wirkung beruht auf dem Gehalt an ß-Glycyrrhizin **(indirekt kortikoide Wirkung)**. Bei Überdosierung der Droge (20 bis 45 g Succus liquiritiae) treten daher typische Cortison-Nebenwirkungen auf: Hypokaliämie, Kochsalzretention, Ödeme usw.

Die spasmolytische Wirkung wird hauptsächlich dem Liquiritigenin bzw. dem Iso-Liquiritigenin zugeschrieben und entspricht etwa der halben Papaverinwirksamkeit. Liquiritin selbst ist unwirksam.
Die heilende Wirkung bei Magenulzera beruht vor allem auch in einer Beeinflussung der Mukopolysaccharidbildung der Schleimhaut.
Beim *M. Addison* entfaltet die Droge ihre Wirkung nur, wenn noch funktionsfähige Nebennierenrinde vorhanden ist bzw. kleine Mengen Cortison appliziert werden. Reine Glycirrhizinsäure besitzt vermutlich eine blutdrucksenkende, choleretische, blutgerinnungshemmende und spasmolytische Wirkung.

Tamarindenbaum
Tamarindus indica

Bis 25 m hoher, immergrüner Baum mit hellen, wohlriechenden Blüten, der in tropischen Gebieten vorkommt.

Indikation
chron. Obstipation
(Verstopfung, Darmträgheit)

gesicherte Wirkungen
mild abführende
gering blutzuckersenkende

mögliche Wirkung
choleretische
(den Gallenfluss fördernde)

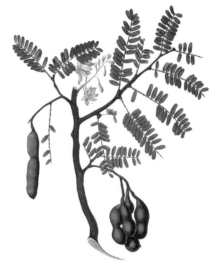

Droge: die Mittelschicht der Früchte
Inhaltsstoffe: bis 15% organische Säuren; Kaliumhydrogentartrat; Invertzucker; Pektin; gummiartige Stoffe; Mineralien u.a.
Anwendungsbeispiel: Einzeldosis per os 4 bis 30 g Tamarindenmus

Addendum: Das rohe Tamarindenmus bildet eine braunschwarze, etwas zähe, weiche Masse, die in geringer Menge Samen, Reste der harten Teile des Perikarps, der pergamentartigen Hartschicht der Fruchtfächer und der Gefäßbündel enthält.
Das Mus schmeckt schwach süßlich und stark sauer; es riecht eigenartig, aber nicht dumpf.

Weiße Taubnessel
Lamium album

15 bis 65 cm hohe, weiß blühende Pflanze, die in Europa und in Asien heimisch ist.

Indikationen
Enteritis/Diarrhoe
(Dünndarmentzündung/Durchfall)
Bronchitis
(Entzündung der größeren
verzweigten Atemwege
– der Bronchien)

gesicherte Wirkungen
adstringierende
(zusammenziehende)
reizmildernde

mögliche Wirkung
auswurffördernde

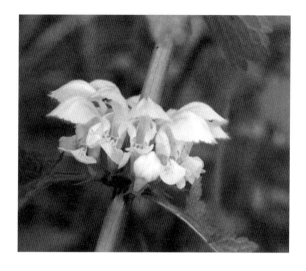

Droge: die Blüten
Inhaltsstoffe: Cholin; Histamin; Methylamin; Tyramin; Querzimeritrin; Kämpferol-3-diglykosid; Lamiosid; Rutin; Chlorogen-, Kaffeesäure; Schleim; Catechingerbstoffe; äther. Öl; Saponine u.a.
Anwendungsbeispiel: 1 g Droge pro 150 ml Wasser als Aufguss, bis zu 3 Tassen pro Tag oder mit 1x1 Tropfen Urtinktur beginnen

Addendum: Die erfolgreiche Behandlung von Metrorrhagien und des Fluor albus durch interne Applikation der Droge ist beschrieben, ebenso die äußerliche Anwendung der Droge bei schlecht heilenden Wunden.

Echtes Tausendgüldenkraut
Centaurium minus

10 bis 50 cm hohe, rosarot, selten weiß blühende Pflanze, die in Europa, Persien, Nordafrika und in Nordamerika heimisch ist.

Indikationen
Dyspepsie
(Reizmagen/Verdauungsbeschwerden wie: Magenschmerzen/Völlegefühl)
Kachexie
(krankhafter Gewichtsverlust)

gesicherte Wirkungen
magensaftanregende
appetitanregende

mögliche Wirkungen
antipyretische
(fiebersenkende)
vermifuge
(gegen Würmer)
abführende
verdauungssaftanregende

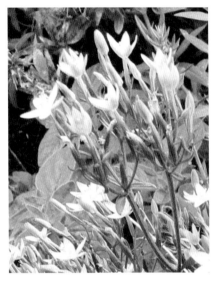

Droge: das Kraut
Inhaltsstoffe: Amarogentin; Gentiopikrin; Oleanol-, Palmitin-, Cerotin-, Linolen-, Linol- und Ölsäure; Erythrosterin; n-Nonacosan; n-Heptacosan; Cerylalkohol; Sitosterin; Harz; äther. Öl u.a.
Anwendungsbeispiel: 1 g Droge pro 150 ml Wasser als Abkochung, bis 4 Tassen pro Tag oder mit 3x2 Tropfen Urtinktur beginnen

Addendum: Die Anregung der Magensaftsekretion erfolgt reflektorisch über die bitter empfindenden Geschmacksnerven der Zunge. Bei histaminrefraktärer Achylie ist keine Wirkung zu erwarten.

Teufelsabbiss
Succisa pratensis

15 bis 100 cm hohe, blauviolett blühende Pflanze mit kräftigem, schwärzlichem, wie abgebissen aussehendem Wurzelstock, die in Europa und Nordasien heimisch ist.

Indikation
Bronchitis
(Entzündung der
größeren verzweigten
Atemwege – der Bronchien)

gesicherte Wirkungen
adstringierende
(zusammenziehende)
auswurffördernde

mögliche Wirkungen
diuretische
(die Harnausscheidung
verstärkende)
antihelmintische
(wurmabtötende)

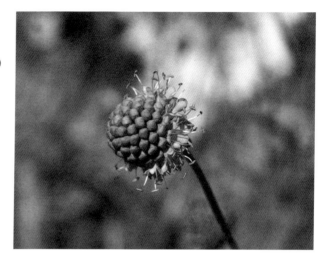

Droge: der Wurzelstock
Inhaltsstoffe: Scabiosid; Gerbstoff; Saponine; Stärke; Zucker u.a.
Anwendungsbeispiel: 1 Tropfen Urtinktur in Wasser, bis drei Mal täglich gurgeln

Addendum: Die äußerliche Anwendung der Droge gegen Parasiten und zum Gurgeln bei Entzündungen im Rachen ist beschrieben.

Teufelsbaum
Eleutherococcus senticosus

Bis 3 m, gelegentlich bis 7 m hoher, baumartiger Strauch, der in bestimmten Gegenden Russlands und Chinas vorkommt.

Indikationen
Kachexie
(krankhafter Gewichtsverlust)
Virusinfektionen
Leistungsabfall

gesicherte Wirkungen
vitalisierende
(belebende)
virostatische
(gegen Viren wirkend)

mögliche Wirkung
antikanzerogene
(das Krebsrisiko senkende)

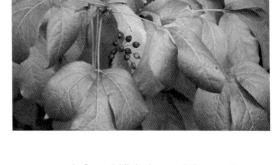

Droge: die Wurzel
Inhaltsstoffe: Glykoside (Eleutheroside); Isofraxidinglykosid; Chlorogensäure; Chinasäure u.a.
Anwendungsbeispiel: Tagesdosis 2 – 3 g pulverisierte Droge oder mit 3x3 Tropfen Urtinktur beginnen

Addendum: Die Bestandteilzusammensetzung des Drogenextraktes bzw. seine Wirkungen werden zur Zeit noch genauer wissenschaftlich untersucht.

Aufgrund klinischer und tierexperimenteller Untersuchungen wird angenommen, dass die Droge die Anpassungsfähigkeit des Organismus an Belastungen verbessert.
Die Anwendung der Droge bei Hypertonie und beim Diabetes mellitus wird diskutiert.

Teufelskralle
Harpagophytum procumbens

Dem Boden flach aufliegende, leuchtend rotviolett blühende Pflanze mit 1 bis 1,5 m langen Trieben, die in den Steppengebieten Afrikas (Namibia) heimisch ist.

Indikationen
rheumatische Erkrankungen
(Erkrankung der Weichteile)
entzündliche Erkrankungen

gesicherte Wirkungen
antiphlogistische
(entzündungshemmende)
analgetische
(schmerzstillende)

mögliche Wirkungen
antipyretische
(fiebersenkende)
verdauungssaftanregende
antikanzerogene
(das Krebsrisiko senkende)

Droge: der Wurzelstock
Inhaltsstoffe: Harpagosid; Harpagid; Procumbid; Raffinose; Stachyose; Saccharose; Glucose; Fructose u.a.
Anwendungsbeispiel: 0,5 g getrocknete Wurzel pro 150 ml Wasser als Aufguss, bis dreimal täglich, oder Fertigpräparate nach Aufschrift

Addendum: Tierexperimentell zeigt der Gesamtextrakt wie das isolierte Harpagid eine positive Wirkung bei der Arthritis.
Die Bestandteile Harpagosid und Harpagid wirken bei chronischen Entzündungen antiphlogistisch.
Die analgetische Wirkung beruht auf dem Bestandteil Harpagosid.

Thymian
Thymus vulgaris

7 bis 45 cm hoher, lila bis rosa blühender Strauch, der in Mittel- und Südeuropa heimisch ist.

Indikationen
Bronchitis (Entzündung der größeren verzweigten Atemwege – der Bronchien)
Dyspepsie (Reizmagen/Verdauungsbeschwerden wie: Magenschmerzen/Völlegefühl)
Anorexie (Appetitlosigkeit)

gesicherte Wirkungen
sekretomotorische (den Abtransport von Schleim verstärkende)
gering spasmolytische (krampflösende)
bakterizide (Bakterien schädigende und/oder abtötende)
fungizide (Pilze oder ihre Sporen abtötende)
vermizide (Würmer abtötende)
tonisierende (die Spannkraft hebende/muskelanspannende)
appetitanregende

mögliche Wirkungen
diuretische (die Harnausscheidung verstärkend)
diaphoretische (schweißtreibende)
verdauungssaftanregende

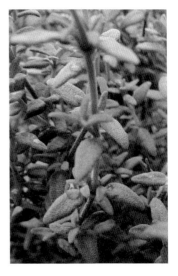

Droge: die blühenden Zweige
Inhaltsstoffe: bis 5,4% äther. Öl mit Thymol, Carvacrol, p-Cymol, Gamma-Terpinen, Thymolmethyläther, alpha-Pinen, Borneol, Bornylacetat, Linalool, Cineol, Geraniol, Geranylacetat; Gerbstoffe; Saponine; organ. Säuren; Harz; Flavonglykoside; Flavone; fettes Öl; Lithium u.a.
Anwendungsbeispiel: 1 g getrocknete Droge pro 150 ml Wasser als Aufguss, mehrmals täglich

Addendum: Die Droge besitzt eine hämolytische Aktivität.
Bei häufiger Thymolapplikation wurde das Auftreten einer Thyreotoxikose beobachtet. **In höherer Dosierung** können Erbrechen, Gastroenteritis, zentrale Lähmungen und **plötzlicher Tod** auftreten. Zum Bild der Thymolvergiftung gehört außerdem eine Leberzellschädigung, Albuminurie und Hämoglobinurie.

Thymianöl wird zum Teil über die Lungen ausgeschieden.
Gewöhnliche Eitererreger werden bereits in einer Verdünnung von 1:3000 gehemmt. Da Thymol nicht so sehr hydrophil ist, ist es weniger toxisch als Phenol und Kresol.
Die unverletzte Haut wird durch die Droge kaum beeinflusst, auf den Schleimhäuten bewirkt sie eine nur oberflächliche Abstoßung der Epithelien.
Die äußerliche Anwendung zu Umschlägen, Bädern, Mundspül- und Gurgelmitteln ist beschrieben sowie die Verwendung als Hautreizmittel in Form von Salben.
In höherer Salbenkonzentration besitzt Thymol auch einen juckreizstillenden Effekt bei Pruritus.
Der artverwandte Feldthymian, Thymus serphyllum, ist weniger wirksam und wird medizinisch ähnlich verwendet.

Tollkirsche
Atropa belladonna

1 bis 2 m hohe, bräunlich-purpurn blühende Pflanze, die in Europa und Vorderasien heimisch ist, aber ubiquitär kultiviert wird.

Indikationen
abdominelle Schmerzen (Bauchschmerzen)
Asthma bronchiale (chronische, anfallsartig auftretende Atemwegserkrankung)
vegetative Dystonie (Fehlfunktion des vegetativen Nervensystems)
Hyperazidität (Magenübersäuerung)
Hyperhidrosis (übermäßig starkes Schwitzen)
Hypersalivation (übermäßiger Speichelfluss)
Glottiskrampf (Stimmritzenkrampf)
Neuralgien/Migräne (Nervenschmerzen/Kopfschmerzattacken)
Bradykardie (langsamer Herzschlag (unter 60/min)
Erregungszustände
gesicherte Wirkungen
parasympathikolytische (den Parasympathikus nachahmend)
spasmolytische (krampflösende)
sedierende (beruhigende)
sekretionshemmende (z.B. den Magensaft reduzierend oder bei Rasselhusten)
positiv chronotrope (Herzfrequenz beeinflussend - erhöhend)
blutdrucksteigernde
atemanregende

Droge: die Blätter
Inhaltsstoffe: je nach Standort, Erntezeitpunkt, Trocknungsweise u.a. bis zu 0,5% Gesamtalkaloide (L-Hyoscyamin bzw. dessen Isomeres Atropin, Apoatropin, Belladonnin, Scopolamin, Scopadonnin u.a.); N-Methylpyrrolidin; N-Methylpyrrolin; Pyridin; ein Diamin; Gerbstoffe; Methylaesculin; ß-Methylaesculetin; Scopolin; Scopoletin; Cholin; Asparagin; Fermente; Phytosterin; Umbelliferon u.a.
Anwendungsbeispiel: Nur homöopathische Verdünnung
Addendum: Die Bestandteile L-Hyoscyamin und Atropin bewirken in geringen Dosen Mydriasis, eine intraokuläre Druckerhöhung, Akkommodationsstörungen, eine Einschränkung der Sekretionstätigkeit aller Drüsen, eine Erschlaffung der glatten Muskulatur an den Bronchien, am Magen- Darm-Trakt etc., Blutdruckanstieg, Tachykardie und eine Zunahme des Herzminutenvolumens.
In **höheren Dosen** besitzt die Droge eine zentral erregende Wirkung: es werden Munterkeit, Ideenflucht, Rede- und Bewegungsdrang, Heiterkeit, Halluzinationen, Suggestibilität, Tobsuchtsanfälle, epileptiforme Krämpfe, Tachypnoe mit Vertiefung der Atmung, Steigerung der Körpertemperatur und eine intensive Hautrötung beobachtet. Es folgt eine zentrale Lähmung mit zunehmender Beruhigung, tiefem Schlaf, Absinken der Körpertemperatur, Kollaps, **Atemlähmung und Tod**.
Der Bestandteil Scopolamin setzt die Erregbarkeit des ZNS herab. Selbst bei stärksten Erregungszuständen tritt psychische und motorische Beruhigung ein. Das Atemzentrum wird gedämpft, durch hohe Dosen irreversibel gelähmt (Vorsicht bei Kombination mit Morphinderivaten!).
Die Wirkung des Gesamtextraktes wird durch die Kombination der Wirkungen von Haupt- und Nebenalkaloiden determiniert.
Kontraindikationen sind Hypertonie, Angina pectoris, Infektionskrankheiten und das Glaukom.
Die äußerliche Verwendung der Droge zu Asthma-Zigaretten und zu schmerzstillenden Umschlägen ist beschrieben. Die Belladonna-Wurzel dient hauptsächlich der Gewinnung der Reinalkaloide.

Gemeiner Tüpfelfarn
Polypodium vulgare

8 bis 70 cm hoher Farn, der in Mittel- und Südeuropa, in Nord- und Westasien bis Japan, in Afrika und Amerika heimisch ist.

Indikationen
chron. Obstipation
(Verstopfung, Darmträgheit)
Ikterus
(Gelbsucht)
Dyspepsie
(Reizmagen/Verdauungsbeschwerden
wie: Magenschmerzen/Völlegefühl)

gesicherte Wirkungen
mild abführende
cholagoge (gallentreibende)
fungizide (Pilze oder ihre Sporen
abtötende)
adstringierende
(zusammenziehende)

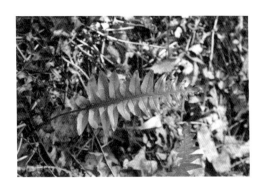

mögliche Wirkungen
auswurffördernde
vermizide (Würmer abtötende)
reizmildernde

Droge: der Wurzelstock
Inhaltsstoffe: Zucker; äther. Öl; Methylsalicylat; Ester der Butter-, Isovalerian- und Methyläthylessigsäure; Catechingerbstoffe; gelbe Pigmente; Stärke; Schleimstoffe; Eiweiß; Bitterstoff; organ. Säuren; fettes Öl; Harz; Saponine; Filicin; Glycyrrhizin u.a.
Anwendungsbeispiel: Einzeldosis bis 1 g der pulverisierten Droge

Addendum: Die fungizide Wirkung der Droge beruht auf dem Bestandteil 26-O-Methylpolypodosaponin.
Die vermizide Wirkung soll durch den Harzbestandteil bedingt sein.
Die interne Anwendung der Droge bei der Bronchitis ist beschrieben.

Uzara
Xysmalobium undulatum

Nur noch selten wild wachsende, krautige Pflanze, die in Süd- und Südwestafrika heimisch ist.

Indikationen
Diarrhoe
(Durchfall)
Dysmenorrhoe
(Regelschmerzen)

gesicherte Wirkung
spasmolytische
(krampflösende)

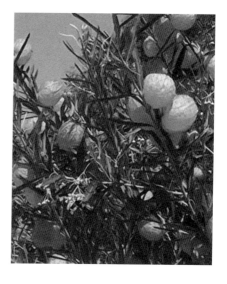

Droge: der Wurzelstock
Inhaltsstoffe: Cardenolidglykoside (Uzarin, Xysmalorin, Urezin, Uzarosid, Ascleposid u.a.) etc.
Anwendungsbeispiel: Einzeldosis bis 1 g pulverisierte Droge äquivalent zu 75 mg Gesamtalkaloide berechnet als Uzarin. Maximale Tagesdosis äquivalent zu 90 mg Uzarin

Addendum: Die Herzwirkung der Uzara-Glykoside beträgt nur etwa 1/100 der Strophanthinwirkung und wirkt sich in der Behandlung mit der Droge günstig aus.
Die Droge besitzt keine zentral narkotische Wirkung und ist zur Ruhigstellung des Magen-Darm-Traktes dem Opium vorzuziehen.
In hohen Dosen wird eine Lähmung der glatten Muskulatur beobachtet.

Veilchen
Viola odorata

10 bis 20 cm hohe, dunkelpurpurn bis violett blühende, wohlriechende Pflanze, die in Europa als Zierpflanze kultiviert wird.

Indikationen
Bronchitis
(Entzündung der größeren
verzweigten Atemwege –
der Bronchien)
chron. Obstipation
(Verstopfung, Darmträgheit)

gesicherte Wirkungen
auswurffördernde
emetische (den Würgreflex
auslösend)
abführende

mögliche Wirkungen
blutdrucksenkende
diuretische (die Harnausscheidung
verstärkend)

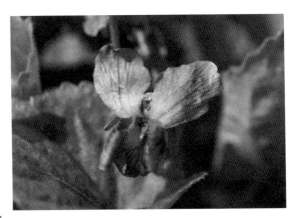

Droge: der Wurzelstock
Inhaltsstoffe: Rohsaponine; äther. Öl mit Methylsalicylat; ß-Nitropropionsäure; Salicylsäuremethylester-Glykosid; ein Bitterstoff; Odoratin u.a.
Anwendungsbeispiel: Einzeldosis bis zu 1 g pulverisierte Droge

Addendum: Die emetische Wirkung der Droge wird durch die Saponinbestandteile hervorgerufen.
Der Bestandteil Odoratin soll hypotensiv wirken.
Die Veilchenblüten sollen außerdem eine sedierende und antiseptische Wirkung besitzen, die Veilchenblätter eine antiinflammatorische.

Wacholder
Juniperus communis

Strauch oder bis 12 m hoher, gelb blühender Baum, der in Europa, Vorder- und Zentralasien, in Nordamerika und in Nordafrika heimisch ist.

Indikationen
Zystitis/Pyelitis
(Blasenentzündung/Nierenbeckenentzündung)
Ödeme
(Schwellung – Lymph-Ansammlung)
fieberhafte Infektionen

gesicherte Wirkungen
diuretische (die Harnausscheidung verstärkend)
bakterizide (Bakterien schädigende und/oder abtötende)
diaphoretische (schweißtreibende)
sedierende (beruhigende)

mögliche Wirkungen
auswurffördernde
blutharnsäuresenkende

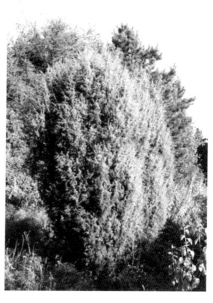

Droge: die Beeren
Inhaltsstoffe: bis 2% äther. Öl mit alpha-Thujen, alpha-Pinen, Camphen, Sabinen, Myrcen, ß-Pinen, Cadinen, Terpineol, alpha- und ß-Phellandren, alpha-Terpinen, Limonen, Terpinen, Terpinole u.a.; Zucker; ein glykosidischer Bitterstoff; freie Säuren; Kaliumsalze; Fett; Harz; Pektine; Gerbstoffe; Flavonoide u.a.
Anwendungsbeispiel: Maximale Tagesdosis 10 g getrocknete Beeren äquivalent zu 100 mg ätherischem Öl oder mit 1 Tropfen Urtinktur in 150 ml Wasser beginnen

Addendum: Die diuretische Wirkung der Droge wird dem nicht gewebereizenden Terpinen-4-ol zugeschrieben.
Der Bestandteil alpha-Pinen wirkt hautirritierend und durchblutungssteigernd.
Zur internen Therapie sollen daher nur Pinen-freie, Terpinen-4-ol-haltige Öle verwendet werden.
Bei Überdosierung tritt eine Nierenreizung auf (bei Nierenkranken aber bereits schon bei therapeutischen Gaben).

Am **graviden Uterus** können **Wehen** ausgelöst werden.
Daher **Kontraindikationen: Nierenleiden und Schwangerschaft.**
In geringen Dosen wirkt die Droge appetitanregend und verdauungsfördernd, die Darmperistaltik wird angeregt.
An Vergiftungserscheinungen wurden Nierenschmerzen, Harndrang, Pollakisurie, Hämaturie, Albuminurie, Zylindrurie (Veilchengeruch des Harns), Tachykardie, Tachypnoe, epileptiforme Krämpfe, Uterusblutungen usw. beobachtet.
Die äußerliche Anwendung der Droge als Hautreizmittel ist beschrieben, ebenso die Anwendung zu Räucherungen, Kräuterkissen und Bädern.
Das Wacholderharz und die getrockneten Wacholdersprossen werden ebenfalls medizinisch verwendet.

Waldmeister
Asperula odorata

10 bis 30 cm hohe, weiß blühende Pflanze, die in Europa, Westasien und in Nordafrika heimisch ist.

Indikationen
abdominelle Schmerzen
 (Bauchschmerzen)
(nervöse Störungen)
 (Störungen, die mit verändertem seelischem Befinden einhergehen)
(Hypertonie)
 (Bluthochdruck)

gesicherte Wirkungen
spasmolytische (krampflösende)
sedierende (beruhigende)
vasodilatatorische
 (Blutgefäß erweiternde)
antiphlogistische
 (entzündungshemmende)
antibakterielle (gegen Bakterien wirkend)

mögliche Wirkung
diuretische (die Harnausscheidung verstärkend)

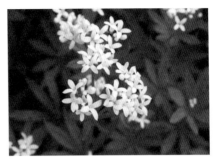

Droge: das Kraut
Inhaltsstoffe: ein Cumarin-Glykosid; Asperulosid; Monotropein; Gerbstoffe; Gerbsäure; Bitterstoffe; Stufen von Nicotinsäure bzw. -amid; Aspertannsäure; fettes Öl; antibakterielle Substanzen; Vitamin C u.a.
Anwendungsbeispiel: 1,8 g Droge pro 200 ml kaltem Wasser als Mazerat, nach 12 Stunden abfiltrieren und schluckweise über den Tag verteilt trinken oder am Abend

Addendum: Die Glykosidbestandteile erweitern die Gefäße, wirken spasmolytisch, beeinflussen aber nicht die Blutgerinnung.
Die antiphlogistische Wirkung der Droge beruht auf dem Bestandteil Asperulosid.
In hohen Dosen ruft die Droge eine zentrale Lähmung hervor.

Walnussbaum
Juglans regia

10 bis 25 m hoher, hell blühender Baum, der ubiquitär in warmgemäßigten Klimazonen angebaut wird.

Indikationen
Enteritis/Diarrhoe
(Dünndarmentzündung/Durchfall)
Bandwurmerkrankung

gesicherte Wirkungen
adstringierende
(zusammenziehende)
abführende
antibakterielle
(gegen Bakterien wirkend)
antimykotische
(gegen Pilzinfektionen wirkend)
antihelmintische (wurmabtötende)
blutzuckersenkende

mögliche Wirkung
verdauungssaftanregende

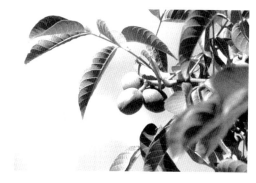

Droge: die Blätter
Inhaltsstoffe: 5-Hydroxy-naphthohydrochinon-4ßD-glucosid, aus dem der Wirkstoff Juglon entsteht; Querzetin; Cyanidin; Kämpferol; Kaffee-, p-Cumarsäure; Hyperin; Querzitrin; bis 11% Gerbstoffe; Mesoinosit; Nicotin; äther. Öl; Vitamin C u.a.
Anwendungsbeispiel: 3 Tropfen Urtinktur in Wasser zweimal täglich beginnen

Addendum: Der Bestandteil Juglon wirkt fungitoxisch, laxierend, blasenziehend und keratolytisch nach vorhergehender Schwärzung der Haut.
Die Droge wird nur noch selten intern appliziert.
Die äußerliche Anwendung der Droge bei schlecht heilenden Wunden und bei Hautparasitenbefall ist beschrieben.
Die getrockneten, grünen Walnussfruchtschalen besitzen außer den adstringierenden noch schweißhemmende Wirkstoffe.

Wasserfenchel
Oenanthe aquatica

30 bis 200 cm hohe, weiß blühende, unangenehm riechende Pflanze, die in Europa und in Asien heimisch ist.

Indikationen
Bronchitis
(Entzündung der größeren verzweigten Atemwege – der Bronchien)
Asthma bronchiale
(chronische, anfallsartig auftretende Atemwegserkrankung)

gesicherte Wirkungen
auswurffördernde
leicht narkotische (leicht betäubende)
sedierende (beruhigende)
diuretische (die Harnausscheidung verstärkend)
karminative (gegen Blähungen)

mögliche Wirkung
diaphoretische (schweißtreibende)

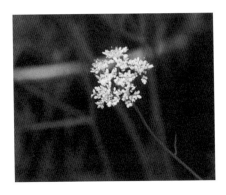

Droge: die Früchte
Inhaltsstoffe: bis 2,5% äther. Öl mit ß-Phellandren; etwa 20% fettes Öl; Harz; Wachs; Galaktan; Mannan; gummiartige Stoffe; Myristicin; Apiol u.a.
Anwendungsbeispiel: 1 Tropfen Urtinktur in Wasser zweimal täglich beginnen

Addendum: Höhere Dosen der Droge **sind giftig**, es wurden Schwindel, Angstzustände und Lähmungen beobachtet.
Die äußerliche Anwendung der Droge bei schlecht heilenden Wunden ist beschrieben.

Wasserhanf
Eupatorium cannabinum

50 bis 150 cm hohe, rötlich blühende Pflanze, die in Europa, Vorderasien und in Nordafrika heimisch ist.

Indikationen
Cholezystopathie
(Reizgallenblase)
chron. Obstipation
(Verstopfung, Darmträgheit)
Hypercholesterinämie
(Lipidstoffwechselstörung, die durch einen erhöhten Cholesterinspiegel im Blut gekennzeichnet ist)

gesicherte Wirkungen
cholagoge (gallentreibende)
abführende
cholesterinsenkende (Blutfettwerte senkende)

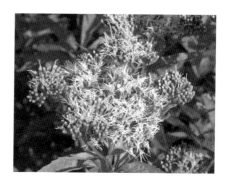

mögliche Wirkungen
diuretische (die Harnausscheidung verstärkend)
diaphoretische (schweißtreibende)
choleretische (den Gallenfluss fördernde)
blutdrucksenkende

Droge: das Kraut
Inhaltsstoffe: Euparin; Eupatoriopikrin; alpha-Lactucerol; Saponine; Gerbstoffe; Harz; Inulin; L-Inosit; äther. Öl; Kaffee-, Chlorogen-, Ascorbin-, p-Cumar-, Ferulasäure; Cholin; Isoquerzitrin; Astragalin; Kämpferol-3-rhamnoglucosid; Zucker u.a.
Anwendungsbeispiel: 3 Tropfen Urtinktur in Wasser bis zu drei Mal täglich beginnen

Addendum: Die äußerliche Anwendung der Droge bei schlecht heilenden Wunden, bei Hautausschlägen und Ekzemen ist beschrieben.
Auch die Wasserhanf-Wurzeln und -Blätter werden medizinisch verwendet.

Weide
Salix alba und purpurea

Kätzchen bildende Sträucher oder Bäume, die in Nordamerika, Europa und in Nordasien heimisch sind.

Indikationen
P.c.P./Arthralgien
  (primär chronische Polyarthritis/Gelenkschmerzen)
Neuralgien/Migräne
  (Nervenschmerzen/Kopfschmerzattacken)
grippaler Infekt
  (Erkältung)
Hyperhidrosis
  (übermäßig starkes Schwitzen)
Psoriasis
  (Schuppenflechte)

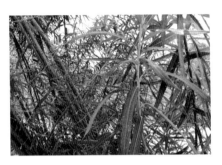

gesicherte Wirkungen
antipyretische (fiebersenkende)
analgetische (schmerzstillende)
antiphlogistische
  (entzündungshemmende)
antibakterielle (gegen Bakterien wirkend)
schweißhemmende
adstringierende (zusammenziehende)

mögliche Wirkungen
diuretische (die Harnausscheidung verstärkend)
spasmolytische (krampflösende)
sedierende (beruhigende)

Droge: die Rinde
Inhaltsstoffe: Phenolglykoside (Salicinderivate, Fragilin, Triandrin, Salidrosid, Salicortin, Sapireposid u.a.); Catechingerbstoffe; Harze; Oxalate; Salicase u.a.
Anwendungsbeispiel: 1 Teelöffel pro Tasse als Aufguss, 10 Minuten ziehen lassen, 3 Tassen pro Tag zwischen den Mahlzeiten äquivalent bis zu 240 mg Salicin pro Tag, oder Fertigpräparat nach Anleitung

Addendum: Der Bestandteil Salicin wird zu etwa 86% resorbiert und erzeugt einen über mehrere Stunden konstanten Salicylatspiegel im Plasma.
Die äußerliche Anwendung der Droge bei Wunden und Geschwüren ist beschrieben. Auch die Weidenblätter werden medizinisch verwendet.

Weissdorn
Crataegus oxyacantha und monogyna

Mittelgroße Sträucher oder bis 12 m hohe, weiß oder rosa blühende Bäume, die in warmgemäßigten Klimazonen ubiquitär vorkommen.

Indikationen
funktionelle Herzbeschwerden
(Herzbeschwerden ohne
körperlichen Befund)
bei Herzinsuffizienz additiv
(bei Herzschwäche ergänzend)
labiler Hypertonus
(Blutdruckwerte sind nur bei körperlicher
oder seelischer Belastung erhöht)

gesicherte Wirkungen
positiv inotrope (Erhöhung der Schlagkraft
des Herzens)
negativ chronotrope (Herzfrequenz senkend)
negativ dromotrope (pulssenkende und
Reizweiterleitung verlangsamende Wirkung)
vasodilatatorische (Blutgefäß erweiternd)
blutdrucksenkende
sedierende (beruhigend)
gering diuretische (die Harnausscheidung
gering verstärkend)

mögliche Wirkung
antibakterielle (gegen Bakterien wirkend)

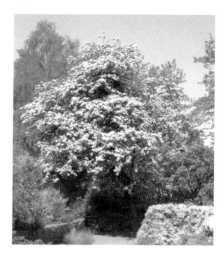

Droge: die Blüten und Blätter
Inhaltsstoffe: Äthylamin; Dimethylamin; Trimethylamin; Isobutylamin; Isoamylamin; Äthanolamin; ß-Phenyläthylamin; Cholin; Acetylcholin; Adenosin; Adenin; Guanin; Harnsäure; Chlorogen-, Kaffeesäure; Flavone; Triterpensäuren; Crataegussäure; äther. Öl; Sorbit; Vitamin C; Leukocyanidine; Vitexinderivate; Rutin u.a.
Anwendungsbeispiel: 1 – 1,5 g Droge pro 150 ml Wasser als Aufguss, bis dreimal täglich, oder Fertigpräparat nach Anleitung

Addendum: Die Droge verstärkt beim Herzgesunden die Herzleistung und die Koronardurchblutung, nicht jedoch beim Herzkranken (bei Myokardschäden, Stenokardie, Reizleitungsstörungen usw.) und ist bei der schweren Herzinsuffizienz ohne Wirkung.
Das mit der Droge behandelte Herz soll auf Digitalis empfindlich reagieren. Daher scheint bei Herzkranken die Applikation beider Drogen sinnvoll.
In toxischen Dosen wurden Herzrhythmusstörungen, Blutdruckabfall, Herz- und Atemstillstand beobachtet, bei chronischer Intoxikation Leberzellnekrosen.

Wermut/Absinth
Artemisia absinthium

Gelb blühender Halbstrauch, der in Europa, Russland, Nordindien und in Nordamerika auf trockenem Boden vorkommt.

Indikationen
Kachexie/Anorexie
(pathologischer Gewichtsverlust/ Appetitlosigkeit)
Dyspepsien
(Reizmagen/Verdauungsbeschwerden wie: Magenschmerzen/Völlegefühl)

gesicherte Wirkungen
appetitanregende
magensaftanregende

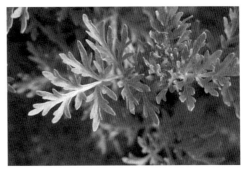

mögliche Wirkungen
choleretische (den Gallenfluss fördernde)
emmenagoge (die Monatsblutung anregende)

Droge: das Kraut
Inhaltsstoffe: äther. Öl; Bitterstoffe; Lignan; Harz; Kaliumsalze; Vitamin B6, C u.a.
Anwendungsbeispiel: 4 Tropfen Urtinktur in Wasser bis zu dreimal täglich

Addendum: Höhere Dosen der Droge erzeugen Kopfschmerzen, Schwindel, Tremor, Stupor, epileptiforme Krämpfe und Bewusstlosigkeit **bis zum Tod**.

Die antihelmintische Wirkung der Droge ist nicht zuverlässig. Die äußerliche Anwendung der Droge bei Hautverletzungen ist beschrieben.
Der artverwandte wilde Beifuß, Artemisia vulgaris, ist besser verträglich und wird medizinisch ähnlich genutzt. Die artverwandte Eberraute, Artemisia abrotanum, enthält u.a. 2 bis 3% Abrotin, ein Alkaloid mit antipyretischer Wirkung. Die Droge wird ähnlich wie der Wermut verwendet, zusätzlich aber noch bei fieberhaften Erkrankungen therapeutisch genutzt.

Doldiges Wintergrün
Chimophila umbellata

Bis 25 cm hoher, rosa blühender Halbstrauch, der in Europa, Nordamerika und in Asien heimisch ist,

Indikationen
Zystitis/Pyelonephritis
  (Blasenentzündung/Nierenbeckenentzündung)
Ödeme
  (Schwellung – Lymph-Ansammlung)
Niereninsuffizienz
  (Nierenschwäche)
beim Prostata-Adenom additiv
  (bei gutartiger Prostatavergrößerung ergänzend)

gesicherte Wirkungen
diuretische (die Harnausscheidung verstärkend)
antibakterielle (gegen Bakterien wirkend)
adstringierende (zusammenziehende)

mögliche Wirkung
blutharnsäuresenkende

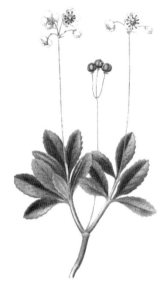

Droge: das Kraut
Inhaltsstoffe: Arbutin; Ursolsäure; Taraxasterin; ß-Sitosterin; Hentriacontan; Chimaphilin; ß-Amyrin; Salicylsäuremethylester; Gerbstoffe; Harz; Gummi; Stärke; Zucker; Hyperosid; Avicularin u.a.
Anwendungsbeispiel: 4 Tropfen Urtinktur in Wasser zwei Mal täglich

Addendum: Der Bestandteil Arbutin wirkt diuretisch und steigert die Chlor- und Stickstoffausscheidung. Der Urin verfärbt sich grünlich.
Die antiseptische Wirkung beruht auf dem Bestandteil Chimaphilin.
Die äußerliche Anwendung der Droge bei schlecht heilenden Wunden ist beschrieben.

Wintergrün
Gaultheria procumbens

Niedriger, weiß oder rosa blühender Strauch, der in Nordamerika heimisch ist.

Indikationen
Schmerzen
rheumatische Erkrankungen
(Erkrankung der Weichteile)

gesicherte Wirkungen
analgetische
(schmerzstillende)
antiphlogistische
(entzündungshemmende)

mögliche Wirkungen
spasmolytische (krampflösende)
karminative (gegen Blähungen)
antiseptische (keimreduzierende
und keimbekämpfende)
tonisierende (die Spannkraft
hebende/muskelanspannende)

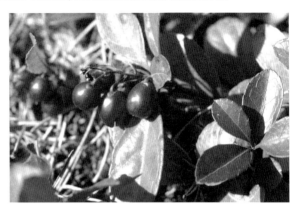

Droge: die Blätter
Inhaltsstoffe: bis 0,8% äther. Öl mit 99% Methylsalicylat; Gaultherin (beim Trocknen entsteht daraus auch Methylsalicylat); Gerbstoffe; Zucker; Gummi; Gerbsäure; Harz; Schleim; Wachs u.a.
Anwendungsbeispiel: 4 Tropfen Urtinktur in Wasser zwei Mal täglich

Addendum: Die Droge wird auch als Genussmittel verwendet.
Die Droge dient in erster Linie zur Herstellung des ätherischen Öls.

Wurmfarn
Dryopteris filix-mas

30 bis 140 cm hoher, einfach gefiederter, mit Spreuschuppen bedeckter Farn, der in Europa, Asien und Amerika heimisch ist.

Indikation
Bandwurmerkrankungen

gesicherte Wirkung
antihelmintische
(wurmabtötende)

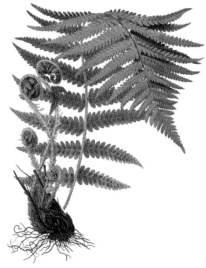

Droge: die Wurzel
Inhaltsstoffe: Butanonphloroglucide (Aspidinol, Phloroglucinbutanon, Filicinsäurebutanon, Albaspidin, Phloraspidinol, Flavaspidsäure, Aspidin, Phloropyron, Filixsäure, Trisflavaspidsäure, Methylenbis -norflavaspidsäure u.a.); Bitterstoff; fettes Öl; Zucker; Stärke u.a.
Anwendungsbeispiel: 4 Tropfen Urtinktur in Wasser, bis zu drei Mal täglich

Addendum: Die Filicinwirkstoffe lähmen den Bandwurm, so dass er seinen Halt und seine Beweglichkeit verliert. Nach der Drogenapplikation muss aber zur Entfernung des Wurms ein dünndarmwirksames Abführmittel, z.B. Rizinusöl, gegeben werden.

Die Droge ist **sehr toxisch**, die therapeutische Breite gering, weshalb die Droge nur bei Versagen der modernen Taenifuga appliziert werden sollte. **6 bis 10 g der Droge können bereits tödlich wirken.**
An Vergiftungserscheinungen wurden Kopfschmerzen, Schwindel, Diarrhoe, Erbrechen, Krämpfe, Sehstörungen, Hämolyse, Herz- und Kreislaufstörungen beobachtet.
Die Droge ist bei Askaridiasis und Ankylostomenbefall weit weniger wirksam.

Yohimbe
Pausinystalia yohimbe

10 bis 20 m hoher Baum mit eiförmigen Blättern, der in Westafrika heimisch ist.

Indikation
Impotenz
(Erektionsstörung)

gesicherte Wirkungen
sympatholytische
(den Sympathikus blockierende
und damit die Gefäße erweiternde)
vasodilatatorische
(Blutgefäß erweiternde)
blutdrucksenkende

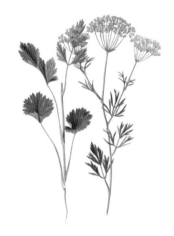

Droge: die Stamm- und Zweigrinde
Inhaltsstoffe: Ajmalicin; Alloyohimbin; Corynanthein; Dihydrocorynanthein; Corynanthin; Pseudoyohimbin; Yohimbin; Yohimbinsäure; Gerbsäure; Farbstoff u.a.
Anwendungsbeispiel: Durchschnittliche Einzeldosis 0,5 g, Tagesdosis 3 g, maximale Tagesdosis 6 g

Addendum: Hauptwirkstoff der Droge ist das Yohimbin. Die Wirkung als Aphrodisiakum wird mit einer Blutgefäßerweiterung der Genitalorgane und mit erhöhter Reflexerregbarkeit im Sakralmark erklärt.

Lokal auf der Schleimhaut appliziert, rufen Yohimbinpräparate eine Anästhesie hervor (Nutzung in der Augenheilkunde). Resorptive Vergiftungen äußern sich in Speichelfluss, Tachypnoe, Defäkation, Blutdruckabfall, Herzrhythmusstörungen und Herzinsuffizienz.

Ysop
Hyssopus officinalis

20 bis 60 cm hoher, violettblau, selten rosa oder weiß blühender Halbstrauch, der in Südeuropa und Mittelasien heimisch ist.

Indikation
Bronchitis/Asthma bronchiale
(Entzündung der Atemwege/
chronische Entzündung der Atemwege)

gesicherte Wirkungen
adstringierende
(zusammenziehende)
auswurffördernde

mögliche Wirkungen
spasmolytische
(krampflösende)
schweißhemmende
vermifuge
(gegen Würmer)

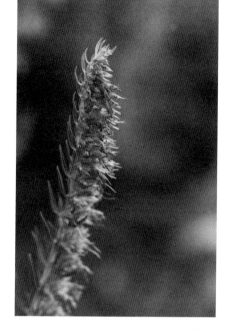

Droge: die blühenden Zweige
Inhaltsstoffe: bis 1% äther. Öl mit Pinen, Pinocamphon, Pinocampheol, Terpinen u.a.; bis 8% Gerbstoffe; Hesperidin; Diosmin; Marubiin; Ursol-, Oleanolsäure; ß-Sitosterin; Harz; Gummi; Zucker u.a.
Anwendungsbeispiel: 2 g getrocknete Droge pro 150 ml als Aufguss, 2 bis 3 Tassen pro Tag

Addendum: Die Droge ist in **höheren Dosen giftig**, es wurden epileptiforme Krämpfe, Benommenheit, dann zentrale Lähmungen beobachtet.
Beim Hund konnte durch parenterale Gabe der Droge ein Blutdruckanstieg (mit begleitender Bradykardie) provoziert werden.
Die Droge besitzt kaum antiseptische Wirkung, eine choleretische Wirkung konnte nicht bestätigt werden.
Die Anwendung der Droge zum Gurgeln bei Entzündungen im Rachen ist beschrieben.

Zimt
Cinnamomum zeylanicum

Mittelgroßer, immergrüner Baum, der auf Ceylon heimisch ist.

Indikationen
Anorexie
  (Appetitlosigkeit)
Leistungsabfall
Dysmenorrhoe
  (Regelschmerzen)

gesicherte Wirkungen
vasokonstriktorische (gefäßverengende)
tonisierende (die Spannkraft
  hebende/muskelanspannende)
emmenagoge (die Monatsblutung anregende)
antibakterielle (gegen Bakterien wirkend)
antimykotische (gegen Pilzinfektionen wirkend)
antihelmintische (wurmabtötende)

mögliche Wirkungen
östrogene (die weiblichen Sexualhormone
  betreffende)
karminative (gegen Blähungen)
verdauungssaftanregende

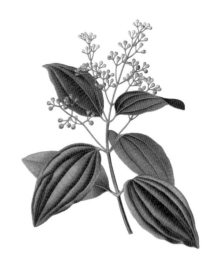

Droge: die Rinde
Inhaltsstoffe: bis 4% äther. Öl mit Zimtaldehyd, alpha-Pinen, alpha- und ß-Phellandren, p-Cymol, L-Linalool, Nonylaldehyd, Hydrozimtaldehyd, Cuminaldehyd, Benzaldehyd, Furfurol, Eugenol, Caryophyllen u.a.; Gerbstoff; Schleim; Stärke; Calciumoxalat; Gummi; Harz u.a.
Anwendungsbeispiel: 0,5 - 1 g getrocknete Droge pro 150 ml Wasser als Aufguss (10 Minuten ziehen lassen), bis dreimal täglich

Addendum: Die stimulierende Wirkung der Droge äußert sich in Erregung, Anstieg der Herzfrequenz, der Atemtätigkeit, der Darmperistaltik, der Schweiß-, Tränen- und Nasensekretion und in einem Temperaturanstieg. Diesem Exzitationsstadium folgt eine Phase zentraler Lähmung mit Depressionen und Schläfrigkeit. In hohen Dosen ruft die Droge epileptiforme Krämpfe hervor. Früher wurde die Droge auch als Hämostyptikum genutzt.

Zitwerbeifuß
Artemisia cina

30 bis 60 cm hoher Halbstrauch, der im Iran, in Turkestan und in Buchara heimisch ist.

Indikation
Spulwurmerkrankungen

gesicherte Wirkung
antihelmintische
(wurmabtötende)

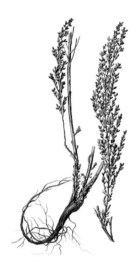

Droge: die noch geschlossenen Blüten
Inhaltsstoffe: bis 3,5% Santonin; Artemisin; bis 3% äther. Öl mit Cineol u.a.
Anwendungsbeispiel: **heute obsolet**

Addendum: Heute wird die Applikation des isolierten Santonins bevorzugt.
Schon bei therapeutischen Dosen treten Nebenwirkungen auf wie Gelbsehen und Geruchshalluzinationen.
In **höheren Dosen** wurden auch Erbrechen, Mydriasis, Kopfschmerzen, Krämpfe, Bewusstlosigkeit und **Tod durch Atemlähmung** beobachtet.

Zypresse
Cupressus sempervirens

Kätzchen bildender Baum mit angedrückten, aufrechten Ästen, der im Orient und in Südeuropa angebaut wird.

Indikationen
Diarrhoe
(Durchfall)
Bronchitis
(Entzündung der größeren
verzweigten Atemwege – der Bronchien)

gesicherte Wirkungen
adstringierende
(zusammenziehende)
vasokonstriktorische
(gefäßverengende)
auswurffördernde

mögliche Wirkung
antihelmintische
(wurmabtötende)

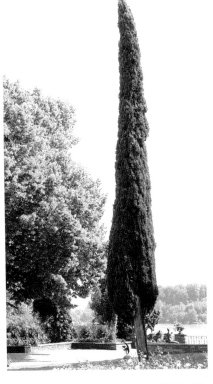

Droge: die Früchte
Inhaltsstoffe: äther. Öl mit alpha-Pinen, ß-Pinen, Camphen, Sabinen, Caren, p-Cymol, Terpinen-4-ol, Borneol, Terpinylacetat, Verbenon, Cedrol, Cadinen, Cupressusen, Diterpen u.a.; Harz; Gerbstoff u.a.
Anwendungsbeispiel: 3x3 Tropfen Urtinktur. Maximale Tagesdosis 1 g pulverisierte Droge

Addendum: Bei Bronchitis empfiehlt sich, die Droge zu inhalieren.
Die äußerliche Anwendung der Droge bei Varizen und Hämorrhoiden ist beschrieben. Zypressen-Blätter und -Zweige dienen der Gewinnung des ätherischen Öls. Auch die Zypressen-Rinde findet medizinische Verwendung.

Indikationsliste

I. Phytotherapeutika bei
Ödemen *(Schwellung – Lymph-Ansammlung)*,
Nephropathien *(Nierenerkrankungen)*,
Hypertonie *(Bluthochdruck)*,
Hyperurikämie *(Erhöhung des Harnsäurespiegels)*,
Zystitis *(Blasenentzündung)* **und bei**
Pyelonephritis *(Nierenbeckenentzündung)*

Diuretisch wirksame Phytotherapeutika bei Ödemen (auch bei Herz- und Niereninsuffizienz), Hypertonie, Zystitis, Nephrolithiasis (Nierensteinen) und Pyelonephritis
- Alant
- Birke
- Bohne
- Brennnessel
- Esche
- Frühlingsadonisröschen
- Goldrute
- Hauhechel
- Karotte
- Krapp
- Liebstöckel
- weiße Meerzwiebel
- Mistel
- Orthosiphon
- Petersilie
- Sandriedgras
- Schachtelhalm
- Sellerie
- Spargel
- Steinklee
- Wacholder
- Weissdorn
- doldiges Wintergrün

Die Ausscheidung harnpflichtiger Stoffe senkende Phytotherapeutika bei Niereninsuffizienz und Hyperurikämie
- Artischocke
- Brennnessel
- Esche
- Pappel

Spasmolytisch und diuretisch wirksame Phytotherapeutika bei Nierenkoliken
- Berberitze
- Khellakraut
- Krapp

Blutdrucksenkende Phytotherapeutika
- Ackerquecke
- Galgant
- Herzgespann
- Hunteria
- Immergrün
- Johanniskraut
- Knoblauch
- Mistel
- Rauwolfia
- Weissdorn

Phytotherapeutika bei Zystitis
- Bärentraube
- Barosmapflanze
- Brennnessel
- Bruchkraut
- Fenchel
- Goldrute
- Hagebutte
- Huflattich
- Karotte
- Leberblümchen
- Lungenkraut
- Mädesüß
- Meerrettich
- Schachtelhalm
- Schafgarbe
- Wacholder
- doldiges Wintergrün

Phytotherapeutika bei Pyelonephritis
- Bärentraube
- Barosmapflanze
- Brennnessel
- Bruchkraut
- Fenchel
- Lungenkraut
- Meerrettich
- Schachtelhalm
- Schafgarbe
- Weide
- doldiges Wintergrün

II. Phytotherapeutika bei Kardiopathien *(Herzkrankheiten unterschiedlicher Ursache)*, Durchblutungsstörungen und venösen Stauungen

Herztonisierende Phytotherapeutika bei Herzinsuffizienz (Herzschwäche)
  Besenginster
  Fingerhut
  Frühlingsadonisröschen
  Maiglöckchen
  weiße Meerzwiebel
  Oleander
  Weissdorn

Phytotherapeutika bei funktionellen Herzbeschwerden
  Frühlingsadonisröschen
  Weissdorn

Phytotherapeutika bei Durchblutungsstörungen
  Becherstrauch
  Ginkgobaum
  Hagebutte
  Immergrün
  Khellakraut

Phytotherapeutika bei Varizen (Krampfadern), Phlebitis (Venenentzündungen), Hämorrhoiden *(knotige Verdickungen am After)* und Thromboseneigung *(Blutgerinseln)*
  Eukalyptus
  Hagebutte
  Pfefferminze
  Rosskastanie
  Steinklee

III. Phytotherapeutika bei Schmerzen und rheumatischen Erkrankungen *(Erkrankung der Weichteile = alle nicht knöchernen Teile des Körpers, wie Muskeln, Eingeweide, Sehnen usw.)*

Phytotherapeutika bei abdominellen Schmerzen (Bauchschmerzen)
  schwarzer Andorn
  Baldrian
  Basilikum
  Gänsefingerkraut
  Grindelia
  Hagebutte
  Kalmus
  Kamille
  Kartoffel
  Katzengamander
  Khellakraut
  Koriander
  Küchenschelle
  Kümmel
  Lavendel
  Odermennig
  Paprika
  Pestwurz
  Pfefferminze
  Rainfarn
  Schafgarbe
  Schöllkraut
  Tollkirsche
  Waldmeister
  Weide

Phytotherapeutika bei rheumatischen Erkrankungen
  Hagebutte
  Mädesüß
  Odermennig
  Pappel
  Paprika
  Teufelskralle
  Weide
  Wintergrün

Phytotherapeutika bei Migräne (Kopfschmerzattacken), Kopfschmerzen *und* Neuralgien *(Nervenschmerzen)*
  Baldrian
  Bilsenkraut
  Hagebutte
  Immergrün
  gelber Jasmin
  Johanniskraut
  Küchenschelle
  Lavendel
  Linde
  Melisse
  Pappel
  Paprika
  Passionsblume
  Pfefferminze
  Schöllkraut
  Sturmhut
  Tollkirsche
  Weide

Phytotherapeutika bei Schmerzen
allgemein
- Hagebutte
- Mädesüß
- Odermennig
- Pappel
- Paprika
- Pfefferminze
- Pestwurz
- Rauschpfeffer
- Sturmhut
- Teufelskralle
- Weide
- Wintergrün

IV. Phytotherapeutika hei Gastroenteropathien *(meist nicht entzündlich bedingte Erkrankung des Magen-Darm-Trakts)*

Phytotherapeutika bei Dyspepsie
(Reizmagen)
- Ananas
- Angosturabaum
- Anis
- Basilikum
- Berberitze
- Bitterklee
- Brennnessel
- Drachenblutbaum
- Engelwurz
- Enzian
- Fenchel
- Galgant
- Gelbwurzel
- Hagebutte
- Kalmus
- Kamille
- Kartoffel
- Katzengamander
- Knoblauch
- Kondurango
- Koriander
- Kümmel
- Lein
- Liebstöckel
- Löwenzahn
- Mariendistel
- Meisterwurz
- Pfefferminze
- Ringelblume
- Rosmarin
- Schafgarbe
- Spinat
- Strohblume

Phytotherapeutika bei Meteorismus
(Blähbauch)
- Anis
- Basilikum
- Dill
- Fenchel
- Hagebutte
- Kartoffel
- Koriander
- Kümmel
- Liebstöckel
- Petersilie
- Pfefferminze
- Rainfarn
- Schafgarbe

Phytotherapeutika bei Obstipation
(Verstopfung, Darmträgheit)
- Ackerwinde
- Aloe
- Eberesche
- Esche
- Faulbaum
- Feigenbaum
- Flohwegerich
- Ginster
- Hagebutte
- Holunder
- Kartoffel
- Koloquinte
- Lein
- Malve
- Podophyllum
- Rhabarber
- Rizinus
- Sennapflanze
- Tamarindenbaum
- Tüpfelfarn
- Wasserhanf

Phytotherapeutika bei Enteritis
(Dünndarmentzündung)
  Beinwell
  Blutwurz
  Eibisch
  Eisenkraut
  Gänsefingerkraut
  Hagebutte
  Hamamelis
  Heidelbeere
  Irländisches Moos
  Isländisches Moos
  Johannisbeere
  Kamille
  Kartoffel
  Knoblauch
  Koriander
  Lein
  Linde
  Lungenkraut
  Odermennig
  Pfefferminze
  Quittenbaum
  Sanikel
  Schafgarbe
  Spitzwegerich
  Süßholz
  Walnussbaum

Phytotherapeutika bei Gastritis
(Magenschleimhautentzündung)
  Beinwell
  Blutwurz
  Gänsefingerkraut
  Hagebutte
  Kamille
  Kartoffel
  Lein
  Pfefferminze
  Sanikel
  Schafgarbe
  Süßholz

Phytotherapeutika bei Magen-Darm-Ulzera (Geschwür)
  Beinwell
  Hagebutte
  Kartoffel
  Lein
  Sanikel
  Süßholz
  Tollkirsche

Phytotherapeutika bei Darmblutungen
  Blutwurz
  Eiche
  Hamamelis
  Kartoffel
  Paprika
  Schachtelhalm

Phytotherapeutika bei Diarrhoe (Durchfall)
  Apfelbaum
  Blutwurz
  Frauenmantel
  Gänsefingerkraut
  Hagebutte
  Hamamelis
  Karotte
  Kartoffel
  Quittenbaum
  Salepknabenkraut
  Sanikel
  Spitzwegerich
  Süßholz
  Walnussbaum

Phytotherapeutika zum Auslösen von Erbrechen
  Brechwurzel
  Podophyllum
  Porst

V. Phytotherapeutika bei
Cholangio-/Cholezytopathie *(Erkrankung der Gallengänge/Reizgallenblase)*,
Hepatopathie *(unbestimmter Leberstörungen)*,
Pankreopathie *(entzündliche Bauchspeicheldrüsenerkrankung)*,
Adipositas *(Fettleibigkeit)*,
Diabetes mellitus *(Zuckerkrankheit)*,
Hyperlipidämie *(vermehrter Fettgehalt im Blut)* und bei
Wurmerkrankungen

Phytotherapeutika bei Cholangio-Cholezystopathie
Artischocke
Berberitze
Drachenblutbaum
Gelbwurzel
Hagebutte
Kartoffel
Katzengamander
Löwenzahn
Mariendistel
Pfefferminze
Ringelblume
Rosmarin
Schafgarbe
Strohblume
Tüpfelfarn
Wasserhanf

Phytotherapeutika bei Hepatopathie
Artischocke
Berberitze
Drachenblutbaum
Gelbwurzel
Hagebutte
Mariendistel

Phytotherapeutika bei funktioneller Pankreopathie
Drachenblutbaum
Kartoffel
Spinat

Phytotherapeutika bei Adipositas
Artischocke
Blasentang
Brennessel
Hagebutte
Kartoffel
Meerträubchen
Spargel

Phytotherapeutika bei Diabetes mellitus
Becherstrauch
Bockshornklee
Bohne
Brennnessel
Heidelbeere
Karotte
Orthosiphon
Salbei
Zimt

Phytotherapeutika bei Hyperlipidämie
Artischocke
Brennessel
Eierpflanze
Hagebutte
Hunteria
Knoblauch
Wasserhanf

Phytotherapeutika bei Wurmerkrankungen
Betelnusspalme
Wurmfarn
Wurmsamen
Zitwerbeifuß
eventuell auch
Alant
Ananas
Bitterklee
Knoblauch
Walnussbaum

VI. Phytotherapeutika bei bakteriellen und viralen Infektionen, entzündlichen Erkrankungen, Abwehrschwäche und in der Rekonvaleszenz *(Genesungszeit)*

Phytotherapeutika bei bakterieller Infektion
  Meerrettich
  Osterluzei
  Rettich
  Ringelblume
  Schachtelhalm
  Schafgarbe
  Weide

Phytotherapeutikum bei Virusinfektion
  Kamille
  Paprika
  Teufelsbaum

Phytotherapeutika bei grippalem Infekt
  Brunnenkresse
  Eukalyptus
  Hagebutte
  Kapuzinerkresse
  Knoblauch
  Küchenschelle
  Linde
  Mädesüß
  Myrte
  Pappel
  Pfefferminze
  Rettich
  Weide

Phytotherapeutika bei fieberhaften Erkrankungen
  Enzian
  Hagebutte
  Mädesüß
  weißer Quebracho
  Sonnenblume
  Sonnenhut
  Wacholder
  Weide

Phytotherapeutika bei entzündlichen Erkrankungen
  Hagebutte
  Kamille
  Schafgarbe
  Teufelskralle
  Weide

Phytotherapeutika bei Abwehrschwäche
  Hagebutte
  Kartoffel
  Mistel
  Osterluzei
  Sonnenhut

Phytotherapeutika in der Rekonvaleszenz
  Bockshornklee
  Brechnussbaum
  Ginseng
  Hagebutte
  Kolabaum
  Kondurango
  Mönchspfeffer
  Teufelsbaum
  Weide
  Zimt

VII. Phytotherapeutika bei Erkrankungen des Respirationstraktes (der Atmungsorgane)

Phytotherapeutika bei Bronchitis
(Entzündungen der Atemwege – der Bronchien)
mit auswurffördernder und/oder
antibakterieller (gegen Bakterien wirkender)
und/oder reizmildernder Wirkung
Alant
Anis
Bibernelle
Bittersüß
Brechwurzel
Ehrenpreis
Eukalyptus
Fenchel
Hagebutte
Kastanie
Königskerze
Lobelie
Lungenkraut
Myrte
Porst
Quittenbaum
Schlüsselblume
Spitzwegerich
Taubnessel
Thymian
Veilchen
Wasserfenchel
Weide
Ysop

Phytotherapeutika bei Tuberkulose
(additiv) *(ergänzend)*
Alant
Isländisches Moos
Leberblümchen
Lungenkraut
Schachtelhalm
Weide

Phytotherapeutika bei spastischer
Bronchitis (krampfartiger Entzündung der
Atemwege)/Asthma bronchiale (chronischer,
anfallsartig auftretender Atemwegserkrankung)
mit spasmolytischer (krampflösender) bzw.
atemanregender Wirkung
Bilsenkraut
Efeu
Eukalyptus
Grindelia
gelber Jasmin
Khellakraut
Kiefer
Krokus
Küchenschelle
Lavendel
Lobelie
Meerträubchen
Pestwurz
weißer Quebracho
Sonnentau
Stechapfel
Süßholz
Tollkirsche

Phytotherapeutika bei Reizhusten
Bilsenkraut
Eibisch
Eukalyptus
Irländisches Moos
Klatschmohn
Malve
Quittenbaum
Sonnentau
Süßholz

Phytotherapeutika bei
Tracheitis/Laryngitis (Entzündung der
Luftröhrenschleimhaut/Kehlkopfentzündung)
Eibisch
Eukalyptus
Huflattich
Isländisches Moos
Malve
Paprika
Spitzwegerich
Süßholz

VIII. Phytotherapeutika bei vegetativer Dystonie *(Störung der Erregungsleitung im Nervensystem)*, Kreislaufkollaps *(Kreislaufzusammenbruch-Ohnmacht)*, nervösen Störungen und Nervenleiden

Phytotherapeutika bei vegetativer Dystonie
  Baldrian
  Besenginster
  Bilsenkraut
  Brechnussbaum
  Enzian
  Hopfen
  Johanniskraut
  Kolabaum
  Meerträubchen
  Tollkirsche

Phytotherapeutika bei Kreislaufkollaps
  Arnika
  Lobelie
  Rosmarin
  Sturmhut
  Weissdorn

Phytotherapeutika bei nervösen Störungen
  Baldrian
  Eisenkraut
  Hopfen
  Johanniskraut
  Kalmus
  Klatschmohn
  Lavendel
  Linde
  Meisterwurz
  Melisse
  Passionsblume
  Schöllkraut

Phytotherapeutika bei Neurasthenie (Nervenschwäche)
  schwarzer Andorn
  Baldrian
  Ginseng
  Herzgespann
  Johanniskraut
  Lavendel
  Paprika
  Passionsblume
  Pfefferminze
  Potenzbaum
  Rosmarin
  Sonnentau

Phytotherapeutika bei Depressionen (Niedergeschlagenheit)
  Baldiran
  Hopfen
  Johanniskraut
  Kava
  Melisse

Phytotherapeutika bei Dyssomnie (Schlafstörungen)
  schwarzer Andorn
  Baldrian
  Hopfen
  Johanniskraut
  Kava
  Klatschmohn
  Linde
  Melisse
  Passionsblume
  Rauschpfeffer

Phytotherapeutika bei Erregungszuständen/Psychosen (schweren psychischen Störungen, mit zeitweiligem Verlust des Realitätsbezugs)
  schwarzer Andorn
  Baldrian
  Bilsenkraut
  Johanniskraut
  Kava
  Linde
  Raute
  Rauwolfia
  Tollkirsche

Phytotherapeutika bei Anfallsleiden
  Bilsenkraut
  Melisse
  Rauschpfeffer

Phytotherapeutika bei Lähmungen
  Brechnussbaum
  gelber Jasmin

Phytotherapeutikum bei Tremor
  Bilsenkraut
  Hopfen
  Johanniskraut

Phytotherapeutika bei Drogenentzug
Additiv *(ergänzend)*
  Baldrian
  Berberitze
  Hopfen
  Johanniskraut
  Kava
  Lobelie

IX. Phytotherapeutika in der Geriatrie *(Altersmedizin)*, bei Neoplasmen *(Gewebewucherungen)*, Kachexie *(pathologischem Gewichtsverlust)*, Anämie *(Blutarmut)* und bei Anorexie *(Appetitlosigkeit)*

Phytotherapeutika in der Geriatrie
additiv *(ergänzend)*
  Arnika
  Ginseng
  Hagebutte

Phytotherapeutika bei Kachexie
  Angosturabaum
  Bitterklee
  Bockshornklee
  Brechnussbaum
  Engelwurz
  Enzian
  Galgant
  Ginseng
  Hagebutte
  Kalmus
  Kolabaum
  Kondurango
  Tausendgüldenkraut
  Teufelsbaum
  Wermut

Phytotherapeutika bei Neoplasmen
  Herbstzeitlose
  Immergrün
  Mistel
  (Paprika)
  rote Rübe
  (Teufelskralle)

Phytotherapeutika bei Anämie
  Brennnessel
  rote Rübe

Phytotherapeutika bei Anorexie
  Angosturabaum
  Bockshornklee
  Engelwurz
  Hagebutte
  Irländisches Moos
  Isländisches Moos
  Kartoffel
  Kalmus
  Kondurango
  Thymian
  Wermut
  Zimt

X. Phytotherapeutika in der Gynäkologie

Phytotherapeutika bei Dysmenorrhoe
(Regelschmerzen)
Efeu
Fenchel
Herzgespann
Krokus
Liebstöckel
Mönchspfeffer
Petersilie
Raute
Ringelblume
Rosmarin
Salbei
Schafgarbe
Uzara
Zimt

Phytotherapeutika bei klimakterischen Beschwerden
Hopfen
Mönchspfeffer
Salbei

Phytotherapeutika bei Menorrhagie/Metrorrhagie (verlängerte Monatsblutungsdauer/azyklische Regelblutung)
Hirtentäschel
Mönchspfeffer
Schachtelhalm

Phytotherapeutika in der Stillperiode
Fenchel
Kümmel

Phytotherapeutikum zum Abstillen
Salbei

XI. Phytotherapeutika bei Hautleiden, Hyperhidrosis (übermäßigem starken Schwitzen) und bei Impotenz (Erektionsstörungen)

Phytotherapeutika bei Hautleiden
Bittersüß
Eukalyptus
Paprika
Pfefferminze
Ringelblume
Stiefmütterchen
Vitamin B 12
Weide

Phytotherapeutika bei Hyperhidrosis
Salbei
Tollkirsche
Weide

Phytotherapeutika bei Impotenz
Paprika
Potenzbaum
Vitamin B 12
Yohimbe

Lateinisch-deutsches Namensverzeichnis

Achillea millefolium - Schafgarbe
Aconitum napellus - Sturmhut
Acorus calamus - Kalmus
Adonis vernalis - Frühlingsadonisröschen
Aesculus hippocastanum - Rosskastanie
Agrimonia eupatoria - Odermennig
Agropyron repens - Ackerquecke
Alchemilla vulgaris - Frauenmantel
Allium sativum - Knoblauch
Aloe vulgaris - Aloe
Alpinia galanga - Galgant
Althea officinalis - Eibisch
Ammi visnaga - Khellakraut
Ananas comosus - Ananas
Anethum graveolens - Dill
Angelica archangelica - Engelwurz
Apium graveolens - Sellerie
Arctostaphylos uva ursi - Bärentraube
Areca catechu - Betelnuss
Aristolochia clematis - Osterluzei
Armoracia rusticana - Meerrettich
Arnica montana - Arnika
Artemisia cina - Zitwerbeifuß
Artemisia absinthium - Wermut
Asparagus officinalis - Spargel
Asperula odorata - Waldmeister
Aspidosperma quebracho-blanco - Quebracho, weißer
Atropa belladonna - Tollkirsche

Ballota nigra - Andorn, schwarzer
Barosma-Arten - Barosmapflanze
Beta vulgaris - Rübe, rote
Berberis vulgaris - Berberitze
Betula pendula bzw. pubescens - Birke

Calendula officinalis - Ringelblume
Capsella bursa-pastoris - Hirtentäschel
Capsicum annuum/frutescens - Paprika/ Cayennepfeffer/Chili
Carex arenaria - Sandriedgras
Carrageen - Irländisches Moos
Carum carvi- Kümmel
Cassia angustifolia/senna - Sennapflanze
Castanea sativa - Kastanie, echte
Centaurium umbellatum - Tausendgüldenkraut, echtes
Cephaelis ipecacuanha - Brechwurzel
Cetraria islandica - Isländisches Moos
Chelidonium majus - Schöllkraut
Chenopodium ambrosioides - Wurmsamen
Chimophila umbellata - Wintergrün, doldiges
Chrysanthemum vulgare - Rainfarn
Cinnamomum zeylanicum - Zimt
Citrullus colocyntis - Koloquinte

Cola-Arten - Kolabaum
Colchicum autumnale - Herbstzeitlose
Convallaria majalis - Maiglöckchen
Convolvulus arvensis - Ackerwinde
Coriandrum sativum - Koriander
Crataegus oxyacantha bzw. monogyna - Weissdorn
Crocus sativus - Krokus
Cupressus sempervirens - Zypresse
Curcuma xanthorrhiza - Gelbwurzel, javanische
Cusparia trifoliata - Angosturabaum
Cydonia oblonga - Quittenbaum
Cynara scolymus - Artischocke

Datura arborea - Stechapfel
Daucus carota - Karotte
Digitalis - Fingerhut
Drosera rotundifolia - Sonnentau
Dryopteris filix-mas - Wurmfarn

Echinacea angustifolia - Sonnenhut
Eleutherococcus senticosus - Teufelsbaum
Ephedra-Arten - Meerträubchen
Equisetum arvense - Schachtelhalm
Eucalyptus globulus - Eukalyptus
Eupatorium cannabinum - Wasserhanf

Ficus carica - Feigenbaum
Filipendula ulmaria - Mädesüß
Foeniculum vulgare - Fenchel
Fraxinus excelsior - Esche
Fucus vesiculosus - Blasentang

Gaultheria procumbens - Wintergrün
Gelsemium sempervirens - Jasmin, gelber
Gentiana lutea - Enzian, gelber
Genista tinctoria - Färberginster
Ginkgo biloba - Ginkgobaum
Glycyrrhiza-Arten - Süßholz
Grindelia-Arten - Grindelia

Hamamelis virginiana - Hamamelis
Haronga madagascariensis - Drachenblutbaum
Harpagophytum procumbens - Teufelskralle
Hedera helix - Efeu
Helianthus annuus - Sonnenblume
Helichrysum arenarium - Strohblume
Hepatica nobilis - Leberblümchen
Hernaria glabra bzw. hirsuta - Bruchkraut
Humulus lupulus - Hopfen
Hunteria eburnea - Hunteria
Hyoscyamus niger - Bilsenkraut
Hypericum perforatum - Johanniskraut
Hyssopus officinalis - Ysop

Inula helenium - Alant

Juglans regia - Walnuss
Juniperus communis - Wacholder

Lamium album - Taubnessel, weiße
Lavandula officinalis - Lavendel
Ledum palustre - Porst
Leonurus cardiaca - Herzgespann
Levisticum officinale - Liebstöckel
Linum usitatissimum - Lein
Lobelia inflata - Lobelie

Malus sylvestris - Apfel
Malva silvestris - Malve
Marrubium vulgare - Andorn, weißer
Marsdenia condurango - Kondurango
Matricaria chamomilla - Kamille
Melilotus officinalis - Steinklee, echter
Melissa officinalis - Melisse
Mentha piperita - Pfefferminze
Menyanthes trifoliata - Bitterklee
Myrtus communis - Myrte, echte

Nasturtium officinale - Brunnenkresse
Nerium oleander - Oleander

Ocimum basilicum - Basilikum
Oenanthe aquatica - Wasserfenchel
Ononis spinosa - Hauhechel
Orchis morio - Salepknabenkraut
Orthosiphon spicatus - Orthosiphon

Panax Ginseng - Ginseng
Papaver rhoeas - Klatschmohn
Passiflora incarnata - Passionsblume
Pausinystalia yohimbe - Potenzbaum
Petasites hybridus - Pestwurz
Petroselinum crispum - Petersilie
Peucedanum ostruthium - Meisterwurz
Phaseolus vulgaris - Bohne
Pimpinella anisum - Anis
Pimpinella major- Bibernelle, große
Pinus silvestris - Kiefer
Piper methysticum - Rauschpfeffer
Plantago lanceolata - Spitzwegerich
Plantago psyllium - Flohwegerich
Podophyllum peltatum - Podophyllum
Polygala amara - Kreuzblume, bittere
Polypodium vulgare - Tüpfelfarn, gemeiner
Populus nigra - Pappel (Schwarzpappel)
Potentilla anserina - Gänsefingerkraut
Potentilla erecta - Blutwurz
Poterium spinosum - Becherstrauch
Primula veris - Schlüsselblume
Ptychopetalum olacoides - Potenzbaum
Pulmonaria officinalis - Lungenkraut
Pulsatilla vulgaris bzw. pratensis - Küchenschelle

Quercus robur - Eiche (Sommereiche)

Raphanus sativus - Rettich
Rauwolfia serpentina - Rauwolfia
Rhamnus frangula - Faulbaum
Rheum palmatum bzw. officinale - Rhabarber
Rhus aromatica - Gewürzsumach
Ribes nigrum - Johannisbeere, schwarze
Ricinus communis - Rizinus
Rosa canina - Hagebutte
Rosmarinus officinalis - Rosmarin
Rubia tinctorum - Krapp
Ruta gravolans - Raute

Salvia officinalis - Salbei
Salix-Arten - Weide
Sambucus nigra - Holunder, schwarzer
Sanicula europaea - Sanikel
Saponaria officinalis - Seifenkraut, gemeines
Sarothamnus scoparius - Besenginster
Scilla maritima - Meerzwiebel, weiße
Silybum marianum - Mariendistel
Solanum dulcamara - Bittersüß
Solanum melongena - Eierpflanze
Solanum tuberosum - Kartoffel
Solidago virgaurea - Goldrute
Sorbus aucuparia - Eberesche
Spinacia oleracea - Spinat
Succisa pratensis - Teufelsabbiss
Symphytum officinalis - Beinwell
Strychnos nux-vomica - Brechnussbaum

Tamarindus indica - Tamarindenbaum
Taraxacum officinale - Löwenzahn
Teucrium marum - Katzengamander
Thymus vulgaris - Thymian
Tilia cordata - Linde (Sommerlinde)
Trigonella foenum graecum - Bockshornklee
Tropaeolum majus - Kapuzinerkresse
Tussilago farfara - Huflattich

Urtica dioica bzw. urens - Brennnessel

Vaccinium myrtillus - Heidelbeere
Valeriana officinalis - Baldrian
Veratrum album - Nieswurz, weiße
Verbascum phlomoides bzw. thapsiforme - Königskerze
Verbena officinalis - Eisenkraut
Veronica officinalis - Ehrenpreis
Vinca minor - Immergrün
Viola odorata - Veilchen
Viola tricolor - Stiefmütterchen
Viscum album - Mistel
Vitex agnus-castus - Mönchspfeffer

Xysmalobium undulatum - Uzara